がん
薬物療法
副作用
対策

ポケット事典

編集 勝俣範之
　　 小野寺恵子

照林社

はじめに

　がん薬物療法の進歩は目覚ましく、さまざまな種類の薬剤が新たに承認されています。多くの薬剤が使用できるようになることは、患者が「がんとともに生きる」ことを助けることにつながります。
　そのため、がん薬物療法にかかわる医療者には、患者のQOL(クオリティ・オブ・ライフ：生活の質)を大切にしながら、治療が継続できるように支援することが求められています。

　がん薬物療法に使用される薬剤の副作用は、従来の抗がん薬(細胞障害性抗がん薬)による副作用だけではありません。分子標的薬の作用機序によって起こる特有の副作用や、免疫チェックポイント阻害薬によって起こるirAE(免疫関連有害事象)など、多岐にわたる副作用があります。
　これらの多くの副作用を見きわめ、適切に対処していくことは、容易なことではありません。

　本書『がん薬物療法 副作用対策ポケット事典』は、がん薬物療法に精通した看護師・薬剤師が執筆しています。
　日々の臨床で活用いただけるように、副作用の発現機序・関連する薬剤・出現しやすい時期・緊急

めなど、薬剤の特徴に合わせた副作用の観察ポイント・アセスメントを、わかりやすくコンパクトにまとめてあります。

また、ケアのポイントでは、医療者が実践するケアに加えて、患者がセルフマネジメントを行うための具体的な指導内容についても述べられており、患者支援のヒントがつまった内容になっています。

がん薬物療法を受ける患者にかかわる医療者が、安全に薬物療法を実施し、患者の療養生活を支える援助に、本書を活用していただけることを願っています。

2025年2月

小野寺恵子
勝俣範之

本書の特徴

- 本書では、がん薬物療法によって生じうる代表的な副作用について、看護師が知っておきたいポイントをまとめています。
- 日々の看護実践につながるよう、観察、アセスメント、ケアについて、臨床で大事なことに絞ってまとめました。

症状出現時期（めやす）をグラフでわかりやすく

鑑別のポイントや緊急度についても、臨床実践に基づいて記載

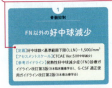

定義、臨床で用いられる代表的なアセスメントスケール、参考となるガイドラインの有無などを端的に

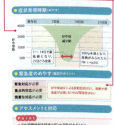

原因となりうる代表的な薬剤（項目によってはレジメン）をピックアップ

アセスメント、対応、ケアは、臨床で大事なことに絞ってコンパクトに

おことわり

- 本書で紹介している症状は、編者の臨床での実践に基づき、臨床でよく遭遇する重要なものを選定しています。記載されたアセスメント法、治療とケアの実際は、各執筆者が臨床例をもとに展開しています。実践によって得られた方法を普遍化すべく万全を尽くしておりますが、万一、本書の記載内容によって不測の事故等が起こった場合、著者、編者、出版社は、その責を負いかねますことをご了承ください。
- 本書で紹介したがん薬物療法の治療・ケア方法は、各執筆者の実践に基づく一例であり、薬剤の投与量や投与スケジュールは、すべての患者さんに適するものではありません。個々の患者さんの治療開始前には、医師・薬剤師とともに個々の添付文書および学会ガイドラインを確認し、安全に治療を実施できるようご配慮ください。
- 本書に記載している薬剤の用法・用量等は、2025年1月時点のものです。薬剤の使用にあたっては、個々の薬剤の添付文書を参照し、適応・用量を常にご確認ください。
- 本書で紹介した薬剤の使用方法・副作用症状への対応法には、一部、添付文書適応外の用法・用量が含まれています。これらは、日本癌治療学会「がん診療ガイドライン」をはじめとした国内・海外の学会ガイドラインの推奨に基づき、各執筆者の実臨床での使用例より解説しています。薬剤の使用にあたっては、患者さんの病態を考慮し、最新の医薬品情報も参照のうえ、慎重にご使用ください。

CONTENTS

使い方に合わせて検索できる！

症状別の目次 ……………………………… 6

原因薬剤別の目次 ………………………… 10

1 骨髄抑制

発熱性好中球減少症（FN） ……………… 小野寺恵子 24

FN以外の好中球減少 …………………… 小野寺恵子 30

貧血 ………………………………………… 輪湖哲也 34

血小板減少 ………………………………… 輪湖哲也 38

感染症 ……………………………………… 野口周作 43

2 皮膚・粘膜の障害

細胞障害性抗がん薬による手足症候群 ……… 中村千里 50

マルチキナーゼ阻害薬による手足症候群 …… 中村千里 55

EGFR阻害薬による皮膚障害 ………………… 渡辺智美 58

irAE 皮膚障害 …………………………………… 市川智里 63

色素沈着・色素脱失 …………………………… 中村千里 67

爪囲炎・爪障害 ………………………………… 上原智子 71

脱毛 ……………………………………………… 神谷智子 75

口腔粘膜炎 ……………………………………… 妻木浩美 79

③ 消化器の障害

悪心・嘔吐(CINV) ……………………… 坪谷綾子　85
下痢 …………………………………… 穐山真理　94
便秘 …………………………………… 穐山真理　98
irAE 大腸炎 …………………………… 長崎礼子　102

④ 腎・泌尿器の障害

腫瘍崩壊症候群(TLS) ………………… 岡林透　106
出血性膀胱炎 …………………………… 岡林透　110
浮腫 …………………………………… 此松晶子　113
irAE 腎障害 …………………………… 土井久容　116

⑤ 肝障害

HBV(B型肝炎ウイルス)再活性化 ……… 安島亜矢子　121
irAE 肝機能障害 ……………………… 玉木秀子　125

⑥ 肺障害

薬剤性間質性肺炎 ……………………… 中村理恵子　130
irAE 間質性肺炎 ……………………… 中村理恵子　134

7 循環器障害

- 高血圧 ················ 安島亜矢子 138
- 血栓塞栓症 ············ 此松晶子 142
- 心障害 ················ 細萱順一 146
- irAE 心障害 ·········· 細萱順一 151

8 過敏症

- アレルギー反応 ········ 遠藤玲子 155
- インフュージョンリアクション ···· 遠藤玲子 162

9 神経・筋の障害

- 末梢神経障害(CIPN) ···· 山本瀬奈 166
- irAE 神経・筋障害 ····· 坂本節子 170
- 認知機能障害 ·········· 藤井美希 175

10 内分泌障害

- irAE 1型糖尿病 ······· 土井久容 179
- irAE 甲状腺機能障害 ··· 磯貝佐知子 184
- irAE 下垂体・副腎機能異常 ···· 磯貝佐知子 189

11 その他の症状

倦怠感 ……………………………………………… 節原光江 195
味覚障害 …………………………………………… 妻木浩美 199
irAE ぶどう膜炎 ………………………………… 坂本節子 204
性機能障害 ………………………………………… 佛願彰太郎 208
血管炎・血管外漏出(EV) ………………… 井上真帆、矢ヶ崎香 214

資料
irAEの全体像 …………………………………… 米村雅人 218
ステロイド外用剤の種類 ……………………… 小野寺恵子 222

がん治療薬の分類 ……………………………………… 224
がん治療薬の主な略号 ………………………………… 227
略語 ……………………………………………………… 231
索引 ……………………………………………………… 236

装丁：関原直子
本文デザイン：林慎悟
本文イラスト：かたおか朋子
本文DTP：広研印刷

原因薬剤別の目次

- 本書で取り上げた症状を、原因薬剤別にまとめました（緑字で示した分類はp224参照）。
- irAE（免疫関連有害事象）には、★がついています。

あ

アベルマブ
★腎障害 p116 ／★間質性肺炎 p135

アキシチニブ
高血圧 p139

アクチノマイシンD
性機能障害 p208 ／EV p214

アザシチジン
便秘 p98

アテゾリズマブ
★皮膚障害 p63 ／★大腸炎 p102 ／出血性膀胱炎 p110 ／★腎障害 p116 ／★肝機能障害 p125 ／★間質性肺炎 p135 ／★神経・筋障害 p170 ／★1型糖尿病 p179 ／★甲状腺機能障害 p184 ／★下垂体・副腎機能異常 p190 ／★ぶどう膜炎 p205

アビラテロン
高血圧 p139

アファチニブ
皮膚障害 p58 ／口腔粘膜炎 p80 ／下痢 p95 ／★大腸炎 p104 ／味覚障害 p200

アフリベルセプト
高血圧 p138 ／EV p214

アベマシクリブ
好中球減少 p30 ／下痢 p95

アベルマブ
★皮膚障害 p63 ／★大腸炎 p102 ／★肝機能障害 p125 ／★間質性肺炎 p135 ／インフュージョンリアクション p162 ／★神経・筋障害 p170 ／★1型糖尿病 p179 ／★甲状腺機能障害 p184 ／★下垂体・副腎機能異常 p190 ／★ぶどう膜炎 p205

アミバンタマブ
皮膚障害 p58 ／口腔粘膜炎 p80

アムルビシン
脱毛 p75 ／CINV p86 ／EV p214

アルキル化薬
好中球減少 p30 ／便秘 p98 ／出血性膀胱炎 p110 ／心障

害 p147 ／倦怠感 p196

アレクチニブ
便秘 p99 ／薬剤性間質性肺炎 p131 ／味覚障害 p200

アントラサイクリン系
手足症候群 p50 ／心障害 p147 ／認知機能障害 p175 ／EV p214

い

イダルビシン
TLS p106 ／EV p214

イノツズマブ オゾガマイシン
EV p214

イピリムマブ
★皮膚障害 p63 ／下痢 p95 ／★大腸炎 p102 ／★腎障害 p116 ／★肝機能障害 p125 ／★間質性肺炎 p135 ／★神経・筋障害 p170 ／★1型糖尿病 p179 ／★甲状腺機能障害 p185 ／★下垂体・副腎機能異常 p190 ／★ぶどう膜炎 p204

イホスファミド
脱毛 p75 ／出血性膀胱炎 p110 ／心障害 p147 ／倦怠感 p196 ／性機能障害 p208 ／EV p214

イマチニブ
浮腫 p113 ／HBV再活性化 p121 ／心障害 p149

イリノテカン
貧血 p35 ／血小板減少 p39 ／脱毛 p75 ／口腔粘膜炎 p79 ／CINV p86 ／下痢 p95 ／EV p214

インターフェロン
倦怠感 p196

え

エトポシド
FN p25 ／脱毛 p75 ／下痢 p95

エノシタビン
倦怠感 p196

エピルビシン
脱毛 p75 ／心障害 p147 ／EV p214

エベロリムス
口腔粘膜炎 p80 ／HBV再活性化 p121 ／薬剤性間質性肺炎 p131

エリブリン
脱毛 p75 ／CIPN p167 ／EV p214

エルロチニブ
皮膚障害 p58 ／爪囲炎・爪障

害 p71 ／下痢 p104 ／薬剤性間質性肺炎 p131

エンホルツマブ ベドチン
CIPN p167

お

オキサリプラチン
CINV p86 ／下痢 p95 ／便秘 p99 ／アレルギー反応 p155 ／CIPN p167 ／味覚障害 p200 ／EV p214

オシメルチニブ
皮膚障害 p58 ／薬剤性間質性肺炎 p131

オビヌツズマブ
HBV再活性化 p121 ／インフュージョンリアクション p162

か

カバジタキセル
FN p25 ／CINV p86

カペシタビン
手足症候群 p50 ／口腔粘膜炎 p79 ／下痢 p95

カルフィルゾミブ
心障害 p147 ／EV p214

カルボプラチン
貧血 p35 ／血小板減少 p39 ／CINV p86 ／アレルギー反応 p155 ／CIPN p167 ／倦怠感 p196 ／味覚障害 p200 ／性機能障害 p208 ／EV p214

く

クラドリビン
EV p214

クリゾチニブ
便秘 p99 ／味覚障害 p200

クロファラビン
EV p214

け

ゲフィチニブ
皮膚障害 p58 ／爪囲炎・爪障害 p71 ／薬剤性間質性肺炎 p131

ゲムシタビン
血小板減少 p39 ／口腔粘膜炎 p79 ／CINV p86

ゲムツズマブ オゾガマイシン
薬剤性間質性肺炎 p131 ／インフュージョンリアクション p162 ／EV p214

こ

抗がん性抗生物質
好中球減少 p30

抗HER2抗体薬
心障害 p147

抗VEGF・VEGFR抗体薬
高血圧 p138 ／血栓塞栓症 p142

さ

細胞障害性抗がん薬
感染症 p44 ／手足症候群 p50 ／下痢 p94

サシツズマブ ゴビテカン
好中球減少 p30 ／下痢 p95

サリドマイド
便秘 p99 ／血栓塞栓症 p142 ／CIPN p167

し

シクロホスファミド
血小板減少 p39 ／脱毛 p75 ／口腔粘膜炎 p79 ／出血性膀胱炎 p110 ／心障害 p147 ／倦怠感 p196 ／性機能障害 p208 ／EV p214

シスプラチン
FN p25 ／貧血 p35 ／血小板減少 p39 ／口腔粘膜炎 p79 ／CINV p86 ／下痢 p95 ／アレルギー反応 p155 ／CIPN p167 ／認知機能障害 p175 ／倦怠感 p196 ／性機能障害 p208

シタラビン
TLS p106 ／アレルギー反応 p155 ／倦怠感 p196 ／EV p214

す

ストレプトゾシン
便秘 p98

スニチニブ
手足症候群 p55 ／口腔粘膜炎 p80 ／下痢 p95 ／高血圧 p139 ／心障害 p147 ／味覚障害 p200

せ

生物学的応答調節薬
倦怠感 p196

セツキシマブ
皮膚障害 p58 ／爪囲炎・爪障害 p71 ／口腔粘膜炎 p80 ／インフュージョンリアクション p162

セミプリマブ
★大腸炎 p102 ／★肝機能障害 p125 ／★間質性肺炎 p134 ／★神経・筋障害 p170 ／★甲状腺機能障害 p184 ／

★下垂体・副腎機能異常 p190 ／★ぶどう膜炎 p204

そ

ソラフェニブ
手足症候群 p55 ／口腔粘膜炎 p80 ／高血圧 p139

ゾルベツキシマブ
インフュージョンリアクション p162

た

代謝拮抗薬
好中球減少 p30 ／色素沈着・色素脱失 p67 ／便秘 p98 ／血栓塞栓症 p142 ／倦怠感 p196

タキサン系
貧血 p35 ／手足症候群 p50 ／色素沈着・色素脱失 p67 ／爪囲炎・爪障害 p71 ／便秘 p98 ／血栓塞栓症 p142 ／CIPN p167 ／認知機能障害 p175

ダウノルビシン
EV p214

ダカルバジン
下痢 p95

ダコミチニブ
皮膚障害 p58

ダサチニブ
HBV再活性化 p121

ダブラフェニブ
手足症候群 p55

ダラツムマブ
インフュージョンリアクション p162

ち

チオテパ
出血性膀胱炎 p110 ／EV p214

チロシンキナーゼ阻害薬
爪囲炎・爪障害 p71 ／血栓塞栓症 p142

て

テガフール・ウラシル(UFT)
下痢 p95

テガフール・ギメラシル・オテラシル(S-1)
手足症候群 p50 ／下痢 p95

テムシロリムス
口腔粘膜炎 p80 ／HBV再活性化 p121 ／薬剤性間質性肺炎 p131 ／EV p214

テモゾロミド
血小板減少 p39 ／便秘 p98

デュルバルマブ
★皮膚障害 p63 ／★大腸炎 p102 ／★腎障害 p116 ／★肝機能障害 p125 ／間質性肺炎 p135 ／神経・筋障害 p170 ／1型糖尿病 p179 ／★甲状腺機能障害 p184 ／下垂体・副腎機能異常 p190 ／★ぶどう膜炎 p204

と

トポイソメラーゼ阻害薬
好中球減少 p30

トポテカン
FN p25

トラスツズマブ
心障害 p147 ／インフュージョンリアクション p162

トラスツズマブ デルクステカン
薬剤性間質性肺炎 p131

トラツズマブ エムタンシン
EV p214

トラベクテジン
EV p214

トラメチニブ
手足症候群 p55

トレメリムマブ
★皮膚障害 p63 ／★大腸炎 p102 ／★肝機能障害 p125 ／間質性肺炎 p135 ／★神経・筋障害 p170 ／★甲状腺機能障害 p185 ／★下垂体・副腎機能異常 p190 ／★ぶどう膜炎 p204

ドキソルビシン
手足症候群 p51 ／脱毛 p75 ／口腔粘膜炎 p79 ／血栓塞栓症 p142 ／心障害 p147 ／EV p214

ドキソルビシン リポソーム
手足症候群 p50 ／EV p214

ドセタキセル
FN p25 ／貧血 p35 ／手足症候群 p50 ／脱毛 p75 ／口腔粘膜炎 p79 ／CINV p86 ／下痢 p95 ／便秘 p98 ／浮腫 p113 ／心障害 p147 ／アレルギー反応 p155 ／CIPN p167 ／味覚障害 p200 ／EV p214

に

ニボルマブ
貧血 p35 ／★皮膚障害 p63 ／下痢 p95 ／★大腸炎

p102／出血性膀胱炎 p110／腎障害 p116／★肝機能障害 p125／★間質性肺炎 p134／★神経・筋障害 p170／★1型糖尿病 p179／★甲状腺機能障害 p184／★下垂体・副腎機能異常 p190／★ぶどう膜炎 p204

ニロチニブ
HBV再活性化 p121

ね

ネシツムマブ
皮膚障害 p58

ネララビン
EV p214

の

ノギテカン
FN p25／脱毛 p75／EV p214

は

パクリタキセル
貧血 p35／CINV p86／下痢 p95／便秘 p98／心障害 p147／アレルギー反応 p155／CIPN p167／味覚障害 p200／EV p214

パクリタキセル（アルブミン懸濁型）
手足症候群 p50／脱毛 p75／浮腫 p113／CIPN p167

パゾパニブ
高血圧 p139／心障害 p147

白金製剤
好中球減少 p30／貧血 p35／便秘 p99／血栓塞栓症 p142／CIPN p167／倦怠感 p196

パニツムマブ
皮膚障害 p58／爪囲炎・爪障害 p71／口腔粘膜炎 p80／インフュージョンリアクション p162

パルボシクリブ
好中球減少 p30

ひ

微小管阻害薬
好中球減少 p30／心障害 p147

ビノレルビン
CINV p86／便秘 p98／EV p214

ビンカアルカロイド系
便秘 p98／CIPN p167

ビンクリスチン

CINV p86 ／便秘 p98 ／
CIPN p167 ／EV p214

ビンデシン

EV p214

ビンブラスチン

血小板減少 p39 ／CINV
p86 ／便秘 p98 ／EV p214

ピリミジン拮抗薬

手足症候群 p50 ／下痢 p104

ふ

副腎皮質ステロイド薬

HBV再活性化 p121

フルオロウラシル

貧血 p35 ／手足症候群 p50
／口腔粘膜炎 p79 ／CINV
p86 ／下痢 p95 ／味覚障害
p200 ／EV p214

フルオロウラシル系代謝拮抗薬

色素沈着・色素脱失 p67

フルキンチニブ

高血圧 p138

フルダラビン

貧血 p35 ／下痢 p95 ／HBV
再活性化 p121 ／EV p214

ブスルファン

出血性膀胱炎 p110 ／性機能
障害 p208 ／EV p214

ブレオマイシン

CINV p86 ／薬剤性間質性肺
炎 p130 ／アレルギー反応
p155 ／EV p214

ブレンツキシマブ ベドチン

CIPN p167 ／EV p214

プロカルバジン

性機能障害 p208

プロテアソーム阻害薬

血栓塞栓症 p142 ／心障害
p147

分子標的薬

好中球減少 p30 ／手足症候
群 p55 ／口腔粘膜炎 p80 ／
CINV p86 ／下痢 p94 ／便秘
p99 ／HBV再活性化 p121 ／
薬剤性間質性肺炎 p131 ／
CIPN p167 ／味覚障害 p200

へ

ベバシズマブ

高血圧 p138 ／心障害 p147
／インフュージョンリアク
ション p162 ／性機能障害
p208

ベムラフェニブ

手足症候群 p55

ベンダムスチン

便秘 p98 ／味覚障害 p200

ペムブロリズマブ

★皮膚障害 p63 ／下痢 p95 ／大腸炎 p102 ／出血性膀胱炎 p110 ／腎障害 p116 ／★肝機能障害 p125 ／間質性肺炎 p134 ／神経・筋障害 p170 ／１型糖尿病 p179 ／★甲状腺機能障害 p184 ／★下垂体・副腎機能異常 p190 ／★ぶどう膜炎 p204

ペメトレキセド

CINV p86 ／薬剤性間質性肺炎 p130 ／EV p214

ペルツズマブ

下痢 p95 ／心障害 p147

ほ

ホルモン療法薬

血栓塞栓症 p142 ／性機能障害 p208

ボルテゾミブ

下痢 p95 ／便秘 p99 ／HBV再活性化 p121 ／心障害 p147 ／CIPN p167 ／EV p214

ま

マイトマイシンC

血小板減少 p39 ／EV p214

マスタード類

出血性膀胱炎 p110

マルチキナーゼ阻害薬

手足症候群 p55 ／色素沈着・色素脱失 p67 ／高血圧 p139 ／心障害 p147

み

ミトキサントロン

EV p214

め

メトトレキサート

貧血 p35 ／口腔粘膜炎 p79 ／HBV再活性化 p121 ／アレルギー反応 p155 ／認知機能障害 p175 ／EV p214

メルファラン

口腔粘膜炎 p82 ／性機能障害 p208

免疫チェックポイント阻害薬

貧血 p35 ／★皮膚障害 p63 ／CINV p86 ／下痢 p95 ／★大腸炎 p102 ／出血性膀胱炎

p110／浮腫 p113／★腎障害 p116／HBV再活性化 p121／肝機能障害 p125／★間質性肺炎 p134／血栓塞栓症 p142／★心障害 p151／★神経・筋障害 p170／1型糖尿病 p179／★甲状腺機能障害 p184／★下垂体・副腎機能異常 p189／倦怠感 p197／★ぶどう膜炎 p204

も

モガムリズマブ
HBV再活性化 p121／インフュージョンリアクション p162

モノクローナル抗体
インフュージョンリアクション p162／EV p214

ら

ラニムスチン
血小板減少 p39／EV p214

ラパチニブ
口腔粘膜炎 p80／下痢 p95

ラムシルマブ
高血圧 p138

り

リツキシマブ
HBV再活性化 p121／心障害 p147／インフュージョンリアクション p162

れ

レゴラフェニブ
手足症候群 p55／下痢 p95／高血圧 p139

レナリドミド
血栓塞栓症 p142

レンバチニブ
手足症候群 p55／下痢 p95／高血圧 p139／味覚障害 p200

ろ

ロルラチニブ
CIPN p167

欧文・その他

BRAF阻害薬
手足症候群 p55

CTLA-4阻害薬
★皮膚障害 p63／★間質性肺炎 p135／★心障害 p151／★腎障害 p116／★肝機能

障害 p125 / ★神経・筋障害 p170 / ★甲状腺機能障害 p184 / ★下垂体・副腎機能異常 p189 / ★ぶどう膜炎 p204

EGFR阻害薬
皮膚障害 p58 / 爪囲炎・爪障害 p71

L-アスパラギナーゼ
アレルギー反応 p155 / EV p214

MEK阻害薬
手足症候群 p55

mTOR阻害薬
薬剤性間質性肺炎 p131

PD-1阻害薬
★皮膚障害 p63 / ★間質性肺炎 p135 / ★腎障害 p116 / ★肝機能障害 p125 / ★心障害 p151 / ★神経・筋障害 p170 / 1型糖尿病 p179 / ★甲状腺機能障害 p184 / ★下垂体・副腎機能異常 p189 / ★ぶどう膜炎 p204

PD-L1阻害薬
★皮膚障害 p63 / ★腎障害 p116 / ★肝機能障害 p125 / ★間質性肺炎 p135 / ★心障害 p151 / ★神経・筋障害 p170 / 1型糖尿病 p179 / ★甲状腺機能障害 p184 / ★下垂体・副腎機能異常 p189 / ★ぶどう膜炎 p205

編集

勝俣範之　日本医科大学武蔵小杉病院腫瘍内科　部長

小野寺恵子　日本医科大学武蔵小杉病院看護部　看護師長
　　　　　　　がん看護専門看護師、がん化学療法認定看護師

執筆(五十音順)

穐山真理　日本医科大学付属病院看護部　看護師長
　　　　　　がん看護専門看護師

安島亜矢子　日本医科大学武蔵小杉病院薬剤部
　　　　　　　外来がん治療認定薬剤師

磯貝佐知子　新潟県立新発田病院看護部
　　　　　　　がん化学療法看護認定看護師

市川智里　国立がん研究センター東病院看護部　看護師長
　　　　　　がん看護専門看護師

井上真帆　慶應義塾大学看護医療学部　助教

上原智子　国立がん研究センター中央病院看護部
　　　　　　がん化学療法看護認定看護師

遠藤玲子　NTT東日本関東病院看護部
　　　　　　がん化学療法看護認定看護師

岡林　透　国家公務員共済組合連合会虎の門病院看護部
　　　　　　がん看護専門看護師

小野寺恵子　日本医科大学武蔵小杉病院看護部　看護師長
　　　　　　　がん看護専門看護師、がん化学療法認定看護師

神谷智子	浜松医療センター看護部	
	がん化学療法看護認定看護師	
此松晶子	日本医科大学付属病院薬剤部	
	がん薬物療法認定薬剤師	
坂本節子	九州大学病院看護部	
	がん看護専門看護師	
玉木秀子	埼玉医科大学国際医療センター看護部 副部長	
	がん看護専門看護師	
坪谷綾子	昭和大学横浜市北部病院薬剤部	
	がん薬物療法専門薬剤師	
妻木浩美	静岡県立静岡がんセンター看護部	
	摂食・嚥下障害看護認定看護師	
土井久容	神戸大学医学部附属病院看護部	
	がん薬物療法看護認定看護師	
長崎礼子	がん研究会有明病院看護部	
	がん化学療法看護認定看護師	
中村千里	聖マリアンナ医科大学病院看護部	
	がん看護専門看護師	
中村理恵子	大阪市立総合医療センター看護部	
	がん薬物療法看護認定看護師	
野口周作	日本医科大学武蔵小杉病院薬剤部 副薬剤部長	
	感染制御専門薬剤師	

藤井美希	大阪国際がんセンターリハビリテーション科 専門作業療法士（がん）
節原光江	東邦大学医療センター大森病院看護部 がん看護専門看護師
佛願彰太郎	大阪府済生会吹田病院看護部 がん化学療法看護認定看護師
細萱順一	かわぐち心臓呼吸器病院看護部 急性・重症患者看護専門看護師
矢ヶ崎香	慶應義塾大学看護医療学部　教授
山本瀬奈	大阪大学大学院医学系研究科保健学専攻　准教授
米村雅人	国立がん研究センター東病院薬剤部　副薬剤部長
輪湖哲也	日本医科大学付属病院薬剤部 がん専門薬剤師、がん指導薬剤師
渡辺智美	国立がん研究センター中央病院看護部 がん化学療法看護認定看護師

（2025年2月現在）

1

骨髄抑制

発熱性好中球減少症（FN）

【定義】好中球数が500/μL未満、あるいは1,000/μL未満で48時間以内に500/μL未満に減少すると予測される状態で、腋窩温37.5℃以上（口腔内温38℃以上）の発熱を生じた状態[1]。
【アセスメントスケール】MASCCスコア・CISNEスコア
【参考ガイドライン】発熱性好中球減少症（FN）診療ガイドライン改訂第3版（日本臨床腫瘍学会）

● 発生機序

- 好中球の役割は、細菌や異物の貪食作用である。がん薬物療法によって好中球が減少することで貪食作用が低下し、易感染状態となる。
- 発熱の45～50％が原因不明で、感染症と診断されるのは40～50％である[2]。

好中球減少患者の主な感染源	発生頻度
気道感染	35～40％
血流感染（カテーテル関連を含む）	15～35％
尿路感染	5～15％
皮膚の感染	5～10％
消化管感染（口腔内感染・食道炎・胆嚢炎・虫垂炎・腸炎・腹膜炎を含む）	5～10％
その他	5～10％

起因菌は、グラム陰性桿菌（大腸菌・緑膿菌）やグラム陽性菌（ブドウ球菌）など

Nesher L, Rolston KVI. The current spectrum of infection in cancer patients with chemotherapy related neutropenia. *Infection* 2014 ; 42 : 5–13.

関連する主ながん治療薬
(FN発症リスク10%以上の治療レジメン：NCCNガイドライン)

- 急性リンパ球性白血病・悪性リンパ腫・骨軟部肉腫・精巣腫瘍の治療レジメン（A＋AVD、MAID、Velp、BEPなどが代表的）
- 膵臓がん（FOLFIRINOX）
- 卵巣がん（トポテカン）
- 小細胞肺がん（ノギテカン・シスプラチン＋エトポシド）
- 非小細胞肺がん（白金製剤併用・ドセタキセル＋ラムシルマブ）
- 膀胱がん（Dose-dense M-VAC）
- 前立腺がん（カバジタキセル）
- 乳がん（TC、Dose-dense AC、TAC、ドセタキセル）

症状発現時期（めやす）

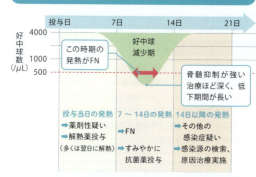

緊急度のめやす（鑑別のポイント）

緊急対応が必要	急性臓器不全（腎臓・心臓・呼吸器） 敗血症性ショック
重点的対応が必要	好中球数100μL未満が7日以上持続（予測） 急性白血病・骨髄異形成症候群の患者 骨髄浸潤・骨髄腫など骨髄機能不全を伴う患者、造血幹細胞移植を受けた患者
慎重な対応が必要	高齢・PS低下 脱水徴候あり

● アセスメントと対応

Point

- 治療レジメンと患者のリスク因子から、FN発症リスクのアセスメントを行う。
- 発症時に患者が適切に対処できるよう治療前から指導する。
- 治療後7日目以降の発熱はFNを疑い、すみやかに医師へ報告し、抗菌薬の投与を行う。
- 重症化を早期に発見できるように症状の観察を行う。

投与前

1. FN発症リスクのアセスメント

① FN発症リスクの高い治療レジメンかどうか確認する。
② 患者の状態からFN発症リスクのアセスメントを行う。

患者側のリスク因子

- 年齢65歳以上
- PS不良または栄養状態の低下
- 進行期
- 腎機能が悪い
- 心血管疾患
- 過去の薬物療法または放射線療法の既往
- 感染の合併
- 肝機能障害、特にビリルビンの上昇が顕著
- 複数の併存疾患
- 既存の好中球減少症または腫瘍の骨髄浸潤
- HIV感染症
- 開放創または術後早期

Smith TJ, Bohlke K, Lyman GH, et al : Recommendations for the Use of WBC Growth Factors: American Society of Clinical Oncology Clinical Practice Guideline Update. *J Clin Oncol* 2015; 33(28): 3199-3212.

2. 感染予防

① 患者に予測される好中球減少期を伝え、感染予防法を指導する。

上気道感染	● こまめな手洗いまたは手指消毒 ● 口腔ケアの実施
肛門周囲の感染	● 排便コントロールを行い、肛門への刺激を避ける　● 陰部の清潔を保つ
尿路感染	● 水分を多くとり、尿量を確保する
皮膚・粘膜の感染	● 身体を清潔に保つため、シャワーの励行

- 口内炎発現時期とFN発現時期が重なるので注意するよう伝える。
❷ デバイスからの感染を防ぐ。
- 静脈留置カテーテル、膀胱留置カテーテルなどを適切に取り扱い、デバイスからの感染予防に努める。
- 不要なラインは抜去する。
❸ 好中球減少期の侵襲的な処置は避け、医療行為による感染を最小限にする。

3. 発熱への対応方法の指導

❶ 治療開始7〜14日目は好中球減少期であることを説明し、この時期に発熱した場合は、すみやかに医療者へ伝えるよう指導する。
❷ 外来で抗菌薬を処方されている場合、事前に内服方法を説明する。

FN発症時

1. 患者の状況に合わせた発熱時の対処

❶ 入院治療の場合
- 治療開始7日目以降の発熱はFN発症を疑う。
- バイタルサイン測定、全身状態の観察とリスク評価を行い、ただちに医師へ報告する。

❷ 外来治療の場合
- MASCCスコアまたはCISNEスコアを用いてリスク評価を行う(→p28)。

低リスク	● 発熱時の抗菌薬が処方されていれば、ただちに服用するように説明する ● 抗菌薬が処方されていない場合は、すぐに受診するように説明する	抗菌薬の服用が困難な場合や、状態悪化時に来院が困難と判断される場合には、すぐに受診するように伝える
高リスク	● すぐに受診するように説明する	

2. すみやかに初期治療(経験的治療)を開始

- 採血・血液培養を実施する。
- 必要に応じて採尿・胸部X線撮影も行う。
- すみやかに抗菌薬の投与を開始する。

重症化リスクのアセスメントスケール

◆MASCCスコア

項目		点数
症状(どちらか1つ)	無症状もしくは軽症	5
	中等症	3
低血圧がない		5
慢性閉塞性肺疾患(COPD)がない		4
固形がんもしくは真菌感染症の既往がない血液がん		4
脱水症状がない		3
外来管理中の患者		3
60歳未満(16歳未満には適応しない)		2
該当する項目を加算	合計21点以上:低リスク 20点以下:高リスク	

Klastersky J, Paesmans M, Rubenstein EB, et al. The Multinational Association for Supportive Care in Cancer risk index: A multinational scoring system for identifying low-risk febrile neutropenic cancer patients. *J Clin Oncol* 2000; 18(16): 3038-51.

◆CISNEスコア

項目	点数
ECOG performance status≧2	2
ストレス性高血糖がある	2
慢性閉塞性肺疾患(COPD)がある	1
慢性心血管疾患がある	1
CTCAE Grade2以上の粘膜炎がある ＊Grade2:中等症:最小限/局所的/非侵襲的治療を要する状態	1
単球数<200/μL	1
該当する項目を加算	合計 0点:低リスク 1〜2点:中間リスク 3点以上:高リスク(入院治療を考慮する)

Carmona-Bayonas A, Jiménez-Fonseca P, Echaburu JV, et al. Prediction of serious complications in patients with seemingly stable febrile neutropenia: validation of the Clinical Index of Stable Febrile Neutropenia in a prospective cohort of patients from the FINITE study. *J Clin Oncol* 2015; 33(5): 465-71.

外来での 処方例 経口投与	シプロフロキサシン (シプロキサン®)	1錠200mg 6錠分3/日
	クラブラン酸・アモキシシリン(オーグメンチン®)	1錠250mg 3錠+サワシリン®3錠分3/日
入院時の 処方例 静注	タゾバクタム/ピペラシン (ゾシン®)	1回4.5g 6時間ごと
	セフェピム(マキシピーム®)	1回2g 8時間ごと
	メロペネム(メロペン®)	1回1g 8時間ごと

3. 初期治療開始3〜4日後に再評価

❶患者の状態に合わせて治療継続、抗菌薬の変更、抗真菌薬の追加を行う。

● ケアのポイント

❶症状の観察

- 好中球減少期は、状態が急速に悪化し、敗血症に至るケースもあるため、症状の観察を十分に行う。
- 血圧低下・頻脈・動悸・頻呼吸・脱力感などの症状が出現した場合は、ただちに医師へ報告する。
- 外来治療の場合、病院への連絡方法を説明し、症状悪化時は、すぐに病院へ連絡するように指導する。

❷症状緩和と感染予防

- 発熱および出現している自覚症状に対して苦痛の緩和を図る。
- 感染予防を継続して行う。

❸心理的支援

- FNを発症したことで生命の危機を感じ、薬物療法に対する恐怖や不安を抱くことがあるため、患者の思いを傾聴する。

(小野寺恵子)

〈文献〉
1. 日本臨床腫瘍学会編:発熱性好中球減少症(FN)ガイドライン 改訂第3版,南江堂,東京,2024;2.
2. Nesher L, Rolston KVI. The current spectrum of infection in cancer patients with chemotherapy related neutropenia. *Infection* 2014;42:5–13.

1 骨髄抑制

FN以外の**好中球減少**

【定義】好中球数<基準範囲下限(LLN)－1,500/μL。
【アセスメントスケール】CTCAE Ver.5（好中球減少）
【参考ガイドライン】発熱性好中球減少症（FN）診療ガイドライン改訂第3版（日本臨床腫瘍学会）、G-CSF適正使用ガイドライン改訂第2版（日本癌治療学会）

● 発生機序

- 抗がん薬（特に殺細胞性抗がん薬）は、がん細胞だけでなく正常な細胞にも障害を与え、分裂が活発な細胞ほど障害を強く受ける。
- 好中球の寿命は72時間と短く、骨髄内の造血細胞によって盛んに産生されている。造血細胞が障害を受けると好中球産生が抑制され、血液中の好中球数が減少する。
- 好中球の役割は、体内に侵入した細菌や異物を貪食することである。好中球が低下することで易感染状態となり、時に致死的な状態に陥ることもある。

● 関連する主ながん治療薬（→p24）

- **多くの細胞障害性抗がん薬**：アルキル化薬、抗がん性抗生物質、トポイソメラーゼ阻害薬、微小管阻害薬、代謝拮抗薬、白金製剤など
- **一部の分子標的薬**：サシツズマブ ゴビテカン、パルボシクリブ、アベマシクリブ

● 症状発現時期（めやす）

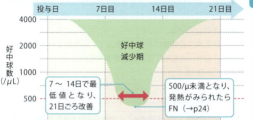

- 7〜14日で最低値となり、21日ごろ改善
- 500/μL未満となり、発熱がみられたらFN（→p24）

● 緊急度のめやす（鑑別のポイント）

緊急対応が必要	好中球減少による自覚症状はなく、発熱や感染症が出現しなければ緊急性はない
重点的対応が必要	
慎重な対応が必要	

● アセスメントと対応

Point

- FN（発熱性好中球減少症）の予防がカギとなる。
- 患者に予測される好中球減少期を伝え、感染予防法を指導する。
- 発熱が生じた場合は、すみやかにFNの対応を行う。
- 呼吸器症状・口腔内環境・肛門周囲粘膜・カテーテル刺入部の観察を十分に行い、感染徴候があった場合は、すみやかに医師へ報告する。

抗菌薬の予防投与

- 高度な好中球減少（100/μL未満）が7日間以上持続すると予測される患者に対して、抗菌薬の予防投与を行う。

処方例	レボフロキサシン（クラビット®）500mgを1錠分1/日 または シプロキサシン（シプロキサン®）200mgを6錠分3/日

G-CSF（顆粒球コロニー形成刺激因子）製剤の投与

- G-CSFは、骨髄中で好中球の増殖・分化の誘導、血管内への放出を促進、好中球の機能を亢進する作用を持っている。この作用により好中球減少を抑え、好中球減少期間を短縮することでFN発症を予防している。
- G-CSF製剤の副作用は骨痛・関節痛で、投与後2〜3日程度持続する。症状に合わせて鎮痛薬を使用する。

1. 一次予防投与

- がん治療薬投与24〜72時間後（好中球減少が出現する前）にG-CSF製剤を投与することで、FN発症を予防する。

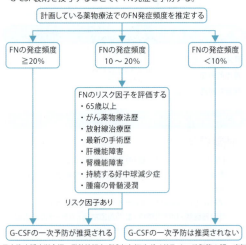

日本臨床腫瘍学会編：発熱性好中球減少症（FN）ガイドライン 改訂第3版, 南江堂, 東京, 2024：xxi. より引用

2. 二次予防投与

- 前コースで、FN発症あるいは高度な好中球減少をきたした場合、次コースで二次予防投与を行う。
- 二次予防投与は、治療スケジュールの延期や投与量の減量を行わないほうがよいと考えられる場合に実施する。

投与例	ペグフィルグラスチム（ジーラスタ®）	薬物療法終了24〜72時間 1回3.6mgを皮下注射

3. FN発症時の治療投与

- 長期間続く好中球減少、好中球数100/μL未満、高齢、重篤な全身状態、真菌感染などがある場合、治療投与を考慮する。
- 発熱のない好中球減少患者、全身状態のよいFN患者に対する治療投与は推奨しない。

● ケアのポイント（生活指導）

❶感染予防のセルフケア（→p26）

❷食事

- 好中球減少期間が1週間未満と予測される治療では、食事制限は不要である[1]。
- 治療強度が強くても、よく洗浄した生野菜・果物の摂取は可能である（急性白血病患者を対象にした臨床試験において、生野菜・果物を摂取しても感染症の発症および死亡率に差はない[3]）。
- 治療中は食事制限をするのではなく、生ものを安全に摂取できるように、食材は新鮮なものを選び、清潔な調理器具で調理することを説明する。

❸活動

- 外来治療を受けている患者に対して、好中球減少期の外出制限は不要である。
- 好中球減少による個室隔離は不要である（感染症の疾患別の隔離は必要）。
- 造血幹細胞移植や急性白血病の薬物療法など、侵襲性アスペルギルス症の頻度が高い治療を受けた患者に対する無菌室の有用性は報告されている[1]。

（小野寺恵子）

〈文献〉
1. 日本臨床腫瘍学会編：発熱性好中球減少症（FN）ガイドライン 改訂第3版. 南江堂, 東京, 2024.
2. 日本癌治療学会編：G-CSF適正使用ガイドライン2022年10月改訂第2版. 金原出版, 東京, 2022.
3. Gardner A, Mattiuzzi G, Faderl S, et al. Randomized comparison of cooked and noncooked diets in patients undergoing remission induction therapy for acute myeloid leukemia. *J Clin Oncol* 2008；26(35)：5684-5688.

1 骨髄抑制

貧血

【定義】血液中のヘモグロビン（Hb）濃度が減少している状態。WHO基準では、成人男子は13g/dL未満、成人女子や小児は12g/dL未満、妊婦や幼児は11g/dL未満と定められている。
【アセスメントスケール】CTCAE Ver.5（貧血）
【参考ガイドライン】NCCNガイドライン（Hematopoietic Growth Factors）、科学的根拠に基づいた赤血球製剤の使用ガイドライン 改訂第2版（日本輸血・細胞治療学会）

● 発症機序

- 貧血の原因は多岐にわたるため、評価・マネジメントには注意が必要である。

抗がん薬による貧血	● 骨髄抑制による赤血球の産生低下により発症
がんの進行や病態そのものに関連した貧血[1] 単独または複合的な要因による	● 消化管や泌尿器、婦人科領域などからの出血 ● リンパ系腫瘍に合併する自己免疫性溶血性貧血や播種性血管内凝固症候群（DIC）などの溶血 ● 腫瘍細胞の骨髄浸潤に伴う造血抑制 ● 腎機能不全 ● 栄養失調（鉄やビタミンB_{12}、葉酸の欠乏など） ● 慢性炎症による貧血など

関連する主ながん治療薬

多くの細胞障害性抗がん薬(骨髄抑制による)

- **タキサン系薬剤**:パクリタキセル、ドセタキセル
- **白金製剤**:シスプラチン、カルボプラチン
- イリノテカン　など

貧血を起こす抗がん薬

- フルオロウラシル、メトトレキサート…巨赤芽球性貧血
- フルダラビン…自己免疫性溶血性貧血、赤芽球癆
- 白金製剤(特にシスプラチン)…エリスロポエチン産生阻害
- 免疫チェックポイント阻害薬(ニボルマブなど)…自己免疫性溶血性貧血

症状発現時期(めやす)

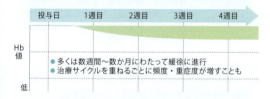

- 多くは数週間〜数か月にわたって緩徐に進行
- 治療サイクルを重ねるごとに頻度・重症度が増すことも

緊急度のめやす(ヘモグロビン値と症状による評価[2])

緊急対応が必要	Hb<8g/dL(≧Grade3) チアノーゼ、頭痛、めまい、耳鳴、頻脈、収縮期の心雑音、活動・安静時の呼吸困難、食欲不振、睡眠障害など
重点的対応が必要	Hb 8〜10g/dL(Grade2) 皮膚・粘膜・眼結膜の蒼白、疲労感、動悸、軽度の呼吸困難、めまい、頭痛、耳鳴など
慎重な対応が必要	Hb 10〜11g/dL(Grade1) 倦怠感、集中力低下、頭痛、便秘など ★自覚症状が乏しいことも多い

● アセスメントと対応

> **Point**
> - 貧血に伴う自覚症状は、患者によって異なる(貧血の進行が早い場合は出現しやすく、緩やかな場合は乏しいことが多い)。Hb値や赤血球数などを定期的に確認する。
> - 貧血発現のリスクや自覚症状について、事前に説明しておく。
> - 貧血の悪化により、転倒のリスクが高まる可能性もあるため、転倒予防・対処方法などの指導も必要となる。

アセスメント

❶治療開始前に、リスク因子をアセスメントする。

治療関連因子	貧血を起こしやすい細胞障害性抗がん薬の使用、投与期間など
患者関連因子	造血腫瘍、骨髄浸潤、放射線療法の併用、過去の薬物療法歴、放射線治療歴、貧血の既往、PS、栄養状態(鉄欠乏、ビタミンB_{12}欠乏、葉酸欠乏)、高齢など

❷Hb値と赤血球数を、開始前から継続的にモニタリングする。
❸貧血の症状を確認しつつ、原因精査の目的も含めて、ヘマトクリット値、酸素飽和濃度、血圧、脈拍数なども評価する。
❹患者に貧血の症状、発現リスク、日常生活上の注意点を説明する。

支持療法

❶赤血球輸血が唯一の対処法となる。貧血の進行度や日常生活への影響、輸血に伴うリスクなども考慮して行う。

赤血球輸血の適応 (トリガー値)	● 固形がん・造血器腫瘍に対する薬物療法 ● 造血幹細胞移植など	**7〜8g/dL 未満**
赤血球輸血によって 改善されるHb値	予測上昇Hb値(g/dL)＝投与Hb量(g)／循環血液量(dL) ● 循環血液量(dL)＝70mL/kg(体重1kgあたりの循環血液量)×体重(kg)／100	

❷ 頻回な輸血は鉄過剰症となる場合がある。
- 造血器腫瘍など、輸血が頻回(血球濃厚液40単位以上がめやす)に行われ、慢性的鉄過剰症を合併した場合、鉄キレート薬の投与などが考慮される。

❸ 輸血による副作用としては、アレルギーやGVHD(輸血後移植片対宿主病)などがある。
- GVHD予防として、製剤への放射線照射が行われている。
- 輸血によるアレルギーが出現した場合は、抗ヒスタミン薬や副腎皮質ステロイド薬などの投与を考慮する。

● ケアのポイント(患者教育)[3]

❶ 安静の保持
- 貧血を疑う症状がある場合は安静に過ごす。
- 身体の休息のため、十分な睡眠を確保することも大切である。

❷ 保温(末梢循環不良への対応)
- 衣類や室温・寝具などで身体を保温する。
- 長時間の入浴は避け、38〜40℃程度の湯に入浴するようにする(熱めの湯への入浴は、心肺機能に負担がかかるため)。

❸ 転倒防止
- 急激な体動は避け、1つ1つの動作はゆっくりと行う。
- ベッドから起き上がる際には、固定されたベッド柵などを支えに用いて、まず端座位をとる。その後、めまいなどの症状がないことを確認してから起き上がる。

❹ 栄養管理
- 嗜好に合わせてバランスのとれた食事を心がける。
- タンパク質を多く含む食品(卵、肉類、魚介類、牛乳・乳製品、大豆・大豆製品など)を摂取する。
- 造血や鉄の吸収に必要となる鉄分やビタミンC、ビタミンB_{12}を含む食品を摂取する。

(輪湖哲也)

【文献】
1. 大橋養智:貧血(赤血球減少症). 松尾宏一,緒方憲太郎,林稔展編:がん薬物療法のひきだし. 医学書院,東京,2020:292-294.
2. 大山幸子:骨髄抑制 赤血球に伴う貧血. 勝俣範之,菅野かおり編著,がん治療薬まるわかりBOOK第2版.照林社,東京,2022:402-403.
3. 辻真梨亜:貧血(赤血球減少). がん看護2020;2(25):132-136.

1 骨髄抑制

血小板減少

【定義】血液中の血小板数が減少している状態。多くの場合、血小板数5万/μL以下となると出血リスクが高まる(血小板数10万/μL以下は血小板減少症)。
【アセスメントスケール】CTCAE Ver.5(血小板数)
【参考ガイドライン】NCCNガイドライン(Hematopoietic Growth Factors)、ASCOガイドライン(Platelet Transfusion for Patients With Cancer)、科学的根拠に基づいた血小板製剤の使用ガイドライン2019年改訂版(日本輸血・細胞治療学会)

● 発症機序

- がん患者の血小板減少は、以下のような機序で生じうる[1]。
- 血小板の寿命は7〜10日間である。一般的に、抗がん薬投与後の1〜2週間で血小板減少が顕在化し、2週間後あたりがNadir(最低値)となることが多い。

抗がん薬による血小板減少	● 造血細胞から成熟血球に至る分化・増殖過程が障害
その他の要因による血小板減少	● 骨髄細胞自体の腫瘍化(造血腫瘍や骨髄転移) ● 血小板破壊・消費の亢進を機序とするITP(特発性血小板減少性紫斑病)などの免疫性機序 ● 感染症 ● DIC(播種性血管内凝固症候群)に代表される凝固障害 ● 併用薬剤との反応 ● 輸血後紫斑病 ● 血栓性微小血管障害症(TMA)など

関連する主ながん治療薬

血小板減少が用量制限毒性となる抗がん薬

- カルボプラチン
- ラニムスチン
- マイトマイシンC　など
- ゲムシタビン
- テモゾロミド

その他、比較的血小板減少を引き起こしやすい抗がん薬

- シスプラチン
- イリノテカン
- シクロホスファミド
- ビンブラスチン　など

症状発現時期（めやす）

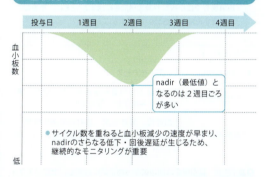

- nadir（最低値）となるのは2週目ごろが多い
- サイクル数を重ねると血小板減少の速度が早まり、nadirのさらなる低下・回復遅延が生じるため、継続的なモニタリングが重要

緊急度のめやす（血小板減少と出血リスク[2]）

緊急対応が必要	致命的出血（脳内出血） 臓器出血（消化管出血、血尿、喀血、眼底出血、性器出血など）
重点的対応が必要	粘膜出血（歯肉出血、鼻出血） 皮下出血（点状・斑状出血）
慎重な対応が必要	出血傾向、止血困難

● アセスメントと対応

Point

- 血小板減少が起こりやすい時期は、貧血や好中球減少に伴う発熱など、転倒のリスクが高まる時期でもある。
- 血小板減少時は、皮下注射や筋肉注射をできる限り避け、採血や点滴後は圧迫止血を行い、血圧測定や駆血は圧迫しすぎない。
- 努責は肛門や脳内出血のリスクを高めるため、下剤などによる排便コントロールを適宜行う。
- NSAIDsや抗血栓薬は血小板凝集を抑制するため、事前の内服状況を確認する。追加が必要な場合は、医師・薬剤師に確認する。
- 血液検査で血小板数や凝固機能を確認するとともに、患者の出血傾向の有無をモニタリングする。

アセスメント

❶ 治療開始前に、リスク因子をアセスメントする。

治療関連因子	血小板減少が用量制限毒性となる抗がん薬の使用、多剤併用、投与期間など
患者関連因子	造血腫瘍、骨髄浸潤、放射線療法の併用、過去の薬物療法歴、放射線治療歴、PS、栄養状態、高齢など

❷ 血小板数・凝固機能は開始前から継続的に確認し、出血リスクをアセスメントする。
❸ 開始後は口腔粘膜出血や皮下出血、便や尿の状態など、出血傾向の有無を確認する。
❹ 血小板減少の程度や出血傾向の状況に応じて、出血予防の必要性と対処方法について患者教育を行う。

支持療法

- 原因薬剤の中止によって回復が見込めることも多いため、可能な場合は休薬や減量が一般的である。高度な血小板減少の際には、血小板輸血を考慮する。

❶予防的血小板輸血が唯一の対処法

- 血小板輸血は、脳出血などの致命的な出血を予防するために実施する。症状の進行度や日常生活への影響、輸血に伴うリスクなども考慮して行う。
- 血小板製剤は、感染症やアレルギー、同種免疫反応のリスクも考慮して使用する。

血小板輸血の適応 (トリガー値)	● 固形がんに対する薬物療法 ● 造血器腫瘍に対する薬物療法(急性前骨髄球性白血病を除く) ● 造血幹細胞移植 → 1万/μL ● 急性前骨髄球性白血病に対する薬物療法 → 2～5万/μL
輸血による予測 血小板増加数	予測血小板増加数 [/μL] $= \dfrac{輸血血小板総数}{循環血液量[\mathrm{mL}] \times 10^3} \times \dfrac{2}{3}$ ● 2/3は輸血された血小板が脾臓に捕捉されるための補正係数

出血発生時の対応[2)]

- 皮下出血や粘膜出血が生じたら、外傷や刺激を避け、圧迫止血する。
- 出血の程度やバイタルサイン、めまい・ふらつきなどの貧血症状、意識レベルなどに注意して観察し、他の部位からの出血の有無などを確認する。

> 患者状態や医療環境に即して臨機応変に対応する

- 消化管出血などの臓器出血が認められる場合は、医療機関に連絡するよう説明する。受診の必要性を確認することも重要である。
- 頻回な輸血により、血小板やHLAに対する抗体が発現し、輸血不応となる場合がある。HLA抗体発現時には、HLAが適合した血小板を輸血する。
- 輸血によるアレルギーが出現した場合、抗ヒスタミン薬や副腎皮質ステロイド薬などの投与を考慮する。

● ケアのポイント(患者教育)[3)]

❶出血の予防(転倒、打撲、外傷の予防)

- 皮膚を強く掻かない。ひげは、電気かみそりで剃る(皮膚の創

- 傷を避ける)。
- 歯みがきに、柔らかい歯ブラシを用いる(歯肉を傷つけないようにする)。
- 口腔内の違和感や痛みがある場合には、義歯の使用をなるべく避け、必要時のみ使用する(摩擦による出血を避ける)。
- 鼻をかむときは、強くかまず、片方ずつかむ(鼻出血を防ぐ)。
- 食物繊維が多く消化のよい食事を摂り、必要時は緩下薬などで排便調整を行う(便秘による努責を防ぐ)。ただし、浣腸の使用は避ける。
- ゆったりした衣服・下着などを着用する(しめつけを避ける)。

❷出血時の対応

- 血小板減少がみられる場合は、激しい運動を避け、できるだけ安静にする。
- 皮下出血や粘膜出血があるときは、圧迫止血を行う。
- 口腔・鼻腔・外傷部位などの出血が止まらない場合や、頭部などを強打して内出血などが認められる場合は、救急外来を受診する。

(輪湖哲也)

【文献】
1. 大橋養賢:赤血球減少症. 松尾宏一,緒方憲太郎,林稔展編:がん薬物療法のひきだし. 医学書院, 東京, 2020:295-298.
2. 大山幸子:血小板減少による出血傾向. 勝俣範之,菅野かおり編著:がん治療薬まるわかりBOOK第2版. 照林社, 東京, 2022:407-409.
3. 大山幸子:出血傾向(血小板減少). がん看護 2020;2(25):137-139.

1

骨髄抑制

感染症

【定義】細菌やウイルスなどの病原菌が体内に侵入し発症する症状。
【アセスメントスケール】炎症の4徴候、quick SOFAスコア、SIRSの診断基準、CTCAE ver.5（感染症および寄生虫症）
【参考ガイドライン】CDCガイドライン（米国疾病予防管理センター）

● 発症機序

- がん患者が感染症にかかると重症化するリスクが高く、がん治療そのものに影響が出ることもある。特に注意が必要なのは、抗がん薬や放射線治療による骨髄抑制、脾臓摘出患者などである。
- 骨髄抑制により好中球が減少することが主な原因だが、それ以外にも抗がん薬による皮膚上皮や消化管粘膜の障害によってバリア機能が低下し、細菌などの微生物が活動しやすい状況となっている。

がん治療中の患者
免疫機能が低下し、易感染状態となっている

健康なときには感染を起こさない微生物（緑膿菌、腸球菌、大腸菌、ブドウ球菌など）の病原体が感染を引き起こす

感染は、皮膚・口・鼻など、細菌やウイルスが侵入しやすい外部と接した部位から発症しやすい

粘膜障害・下痢などによって身体の防御機能が破綻し、易感染状態となる

感染の6因子の連鎖
①感染性宿主（患者）②病原体（細菌、ウイルスなど）③感染巣（人、機器、水、動物など）④排出門戸（排泄物、分泌物、飛沫）⑤感染経路（接触、空気、飛沫）⑥侵入門戸（粘膜、皮膚、消化器、気道）

● 関連する主ながん治療薬

- 骨髄抑制を引き起こしうる薬剤（特に細胞障害性抗がん薬）

● 症状発現時期（めやす）

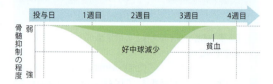

● 緊急度のめやす（鑑別のポイント）

緊急対応が必要	髄膜炎
重点的対応が必要	中耳炎、結膜炎・眼内炎、副鼻腔炎、口内炎、扁桃炎、上気道炎・肺炎、腸炎、尿路感染、肛門周囲炎などがある
慎重な対応が必要	

起こりうる代表的な症状

髄膜炎	頭痛、頸部前屈困難
中耳炎	耳漏、耳鳴
結膜炎・眼内炎	眼の充血、眼脂
副鼻腔炎	鼻汁、鼻閉感
口内炎	口腔粘膜の発赤・潰瘍・疼痛
扁桃炎	扁桃の発赤・潰瘍・疼痛
上気道炎・肺炎	咳嗽、痰、喘鳴、呼吸困難
腸炎	悪心・嘔吐、腹痛、下痢、腹部膨満感
尿路感染	頻尿、残尿感、尿混濁
肛門周囲炎	肛門周囲の発赤・潰瘍・疼痛
その他	リンパ節の腫脹・熱感・疼痛、悪寒戦慄、発疹、カテーテル挿入部の腫脹・発赤・疼痛

アセスメントと対応

Point

- <mark>予防が最も重要</mark>。がん患者の免疫機能を高めることは困難なので、感染因子の連鎖を止めるため、感染経路の遮断が有用かつ効率的である。
- 感染に対する症状マネジメントは、感染予防と感染の早期発見と対処の両輪が大切。医療者と患者が協力して標準予防策・感染経路別予防策を徹底し、ワクチン接種を行う。
- 感染発生時にすみやかに対応できるよう、看護師はモニタリングと観察・アセスメントを行って早期に見抜くことが重要となる。

感染予防

1. 投与前からの患者教育
- 免疫低下(白血球比下など)が起こる前から感染リスクがあるため、治療開始前に感染予防について理解できるよう指導する。
- 感染症を発症した場合の症状と対処法(後述)も事前に指導する。

2. ワクチン事前接種
- ワクチンには感染・発症・重傷化を予防する効果があるため、可能な限りワクチン接種を行う。
- ワクチンは、<mark>がん薬物療法の開始2週間前に接種する</mark>のが望ましいとされている。がん薬物療法施行中の患者の場合、白血球が回復してからの接種が勧められる。
- インフルエンザワクチン、COVID-19ワクチン、肺炎球菌ワクチン、B型肝炎ワクチンの接種が推奨される。
- がん患者へのワクチン接種は、新型コロナウイルス感染症の後遺症のリスクを減らす効果が報告されている[1]。

4. 病棟での感染予防
- 副作用マネジメントを行い、患者のセルフケア能力を維持できるようにかかわる。
- WHO提唱の手指衛生の5つのタイミング[2]を遵守し、医療者の手指からの感染を防ぐ。
- 注射薬や機器類の衛生的管理、環境整備など、病院内の環境整備を実践する。

原因別・対応の実際

インフルエンザ	ウイルス 飛沫
症状	急な発熱、筋肉痛、倦怠感、咳・鼻汁・咽頭痛などの上気道症状
リスク因子	65歳以上、免疫抑制状態、慢性心疾患、代謝性疾患、腎機能障害など
治療	● 発症後48時間以内にオセルタミビル、ザナミビル、ラニナミビルなどを開始 ● 肺炎を合併した場合は、原因菌に合わせた抗菌薬投与を行う
予防	● 発症前〜発症後7日程度感染性がある。日ごろからのマスク着用、手指衛生が重要 ● 年1回のワクチン接種で、予防・肺合併症減少の効果が得られる ● 適応により、抗インフルエンザ薬の予防投与が可能

COVID-19	ウイルス 飛沫・エアロゾル
症状	上気道症状（急な発熱、筋肉痛、倦怠感、咳・鼻汁・咽頭痛など）、消化器症状（味覚・嗅覚の異常や悪心・嘔吐・下痢など）
リスク因子	がん、糖尿病・肥満、心血管疾患、腎疾患、呼吸器疾患などの慢性合併症、免疫抑制状態
治療	● **内服薬**：パキロビッド®パック（ニルマトレルビル・リトナビル） ● **注射薬**：ラゲブリオ®（モルヌピラビル）など
予防	● 発症前〜発症後5〜10日程度感染性がある。日ごろからのマスク着用、手指衛生が重要 ● ワクチン接種で、発症予防・発症後の重症化予防の効果が得られる

表在性カンジダ症	真菌 接触
症状	口腔・食道・皮膚・腟などに生じるかゆみ、発赤、腫れ、びらん、びらんからの出血など
リスク因子	がん、糖尿病、HIV感染など細胞性免疫不全（一般的にリスク因子がなければ感染しない）
治療	● 外用抗真菌薬の患部直接塗布、経口真菌薬（フルコナゾールなど）の内服 ● 無効例では他剤を検討
予防	● 日ごろから口腔・皮膚などを清潔に保つ

播種性カンジダ症	真菌 接触
症状	発熱、悪寒戦慄、血圧低下など（血液培養陽性など、無菌部位からの検出で診断される） ● 血流により臓器に播種する
リスク因子	好中球減少、がん薬物療法など（免疫不全状態で真菌感染症が成立しうる）
治療	● 感染症専門医のコンサルトのうえ治療するのが望ましい ● 治療が遅れると予後不良となる。抗菌薬不応な発熱性好中球減少時の発熱などでは、経験的治療も考慮

ニューモシスチス感染症	真菌 飛沫
症状	咳（痰は出にくい）、呼吸困難、低酸素血症 ● 細胞性免疫不全者に肺炎を起こす
リスク因子	がん、抗がん薬、ステロイドや免疫抑制薬使用、HIV感染
治療	● ST合剤が第一選択（副作用は発熱、発疹、消化器症状、血球減少など） ● 無効時はペンタミジン静注、軽症・ST合剤の副作用が忍容できない例はアトバコンを使用

5. 標準予防策・感染経路別予防策の徹底

● ケアや処置場面に応じ、個人用防護具を選択して着用する。

標準予防策	感染経路別予防策
キャップ フェイスシールド マスク 手袋　ガウン	**空気感染** (結核、麻疹、水痘、COVID-19＊) ●**患者**：陰圧個室に入室、移動時はサージカルマスクを着用 ●**医療者**：N95マスク着用 **飛沫感染** (インフルエンザ、風疹、COVID-19など) ●**患者**：原則として個室に入室、移動時はサージカルマスク着用 ●**医療者**：サージカルマスク着用 **接触感染** (MRSA、緑膿菌、腸管出血性大腸菌など) ●**患者**：原則として個室に入室 ●**医療者**：手袋、ガウン(エプロン)着用

＊エアロゾル産生が考えられる場面

● ケアのポイント (感染の早期発見と対処)

❶モニタリングとアセスメント
● 炎症・感染症状のモニタリングを患者と医療者が協力して行う。
● がん患者の感染症の場合、大部分は細菌感染(主にグラム陰性菌)と考えられている。

❷感染症発生時の対応
● すみやかに必要な検査(血液培養など)と抗菌薬治療などを開始する。
● 患者のリスク因子と感染症状を把握し、治療効果と副作用の観察を行う。
● 患者の気持ち(動揺や不安など)を理解してコミュニケーションをとり、治療が受けられるよう支援する。

(野口周作)

〈文献〉
1) Julie Tsu-Yu Wu, et al. Association of COVID-19 Vaccination With SARS-CoV-2 Infection in Patients With Cancer: A US Nationwide Veterans Affairs Study. *JAMA Oncol* 2022; 8: 281-286.
2) Sax H et al. 'My five moments for hand hygiene': a user-centred design approach to understand, train, monitor and report hand hygiene. *Journal Hospital Infection* 2007; 67: 9-21.
3) 西條長宏, 渡辺孝子編：がん化学療法看護, 南江堂, 東京. 2007：84-97.

Memo

2 皮膚・粘膜の障害

細胞障害性抗がん薬による手足症候群

【定義】手掌や足底などの四肢末端部に発現する、発赤・腫脹・著しい不快感・うずきといった皮膚関連有害事象の総称。
【アセスメントスケール】CTCAE Ver.5（手掌・足底発赤知覚不全症候群）
【参考ガイドライン】がん薬物療法に伴う皮膚障害アトラス＆マネジメント（日本がんサポーティブケア学会）

発症機序

- 薬剤による表皮角化細胞や基底細胞の変性、エクリン汗腺の障害およびエクリン汗腺からの薬剤分泌の可能性が指摘されている。
- 薬剤によっては、発生機序が明らかになっていないものもある。

関連する主ながん治療薬

- **ピリミジン拮抗薬**：テガフール・ギメラシル・オテラシル、カペシタビン、フルオロウラシル
- **タキサン系薬**：ドセタキセル、パクリタキセル（アルブミン懸濁型）
- **アントラサイクリン系薬**：ドキソルビシン リポソーム
- 投与後数週間から数か月にわたりゆっくり発症することが多い。徐々に発症頻度は減るが、投与開始から2か月程度は発現しやすい。

● 症状発生時期（めやす）

	投与日	1か月目	2か月目	3か月目	4か月目
カペシタビン		投与16週までに発現			
ドキソルビシン	投与8週までに発現				

● 緊急度のめやす（鑑別のポイント）

緊急対応が必要	蜂窩織炎
重点的対応が必要	廃用症候群（手足症候群による活動性低下） 不活動による皮膚萎縮 重力刺激の影響による褥瘡など
慎重な対応が必要	低アルブミン血症による浮腫、皮膚の脆弱化など

● アセスメントと対応

Point

- 皮膚障害の起こりやすい薬剤を複数使用しているレジメンにおいては、薬剤による好発時期と特徴的な皮膚症状から原因薬剤を見きわめなくてはならない。
- 薬剤を複数使用していることで皮膚症状が重複している可能性や、投与期間が数週間ある経口抗がん薬などでは発生時期が遷延して皮膚症状が現れることがあるため注意する。

投与前

1. アセスメント

❶ 薬剤ごとの特徴を理解する。
- **ピリミジン拮抗薬**：比較的びまん性に生じる。
- **タキサン系薬**：末梢神経障害（→p166）参照。
- **アントラサイクリン系薬**：薬剤成分が活性酸素を生じることで、

炎症性サイトカインの産生を促し、表皮細胞のアポトーシスを促すことで症状が起こると推察されている。研究段階の見解であり、手足の冷却による予防が可能な症例も報告されている。
❷類似する皮膚疾患と鑑別できるよう、薬剤投与前に手足の状態を注意深く観察しておく。

鑑別すべき皮膚疾患

- 手湿疹(洗剤皮膚炎、進行性指掌角皮症)
- 白癬
- 凍瘡(しもやけ)
- 掌蹠膿疱症
- 異汗性湿疹
- 乾癬

2. 予防法の活用(症状発生の最小化を図る)

- ドキソルビシン リポソーム注射薬の場合、手足の冷却を検討することもある(エビデンスは弱い)。

目的	●冷却により手足の血管を収縮させることで、手足への薬剤の到達量を減少させる
方法	●手首や足首を冷却材で覆ったり、冷却グローブを使用したりする
結果	●通常群と比較して、Grade2以上の手足症候群の発生を低下させたという研究報告[1]はある ●ただし、『がん治療におけるアピアランスケアガイドライン2021年版』に予防効果を示した言及はなく、わが国におけるエビデンスは確立されていないため、十分に説明して、患者とよく話し合ってから実施する

- 休薬により症状が軽快することを、あらかじめ説明しておく。
- 皮膚症状の記録・情報共有のため、デジタルカメラなどでの写真撮影を勧める。

3. 予防法の活用(症状発生の最小化を図る)

- スキンケア(保清、保護、保湿)を徹底する。
- 長時間または反復して同じ部位に刺激がかからないように指導する。

投与中

- 予防的措置(スキンケア)を開始する。

投与後

- 主な出現症状や出現分布部位の皮膚変化に留意して観察する。

観察のポイント

- 症状：不快感、うずき、発赤、鱗屑
- 分布：対称性、びまん性

- 重症度に合わせた対策を行う。

重症度	対策
軽症	● 予防処置の徹底、原因の追及　　　　● 保湿剤 ● very strong～strongestクラスのステロイド外用薬
中等症	● 保湿剤　　　　● 皮膚科専門医への紹介を検討 ● very strong～strongestクラスのステロイド外用薬
重症	● 保湿剤　　　　● 皮膚科専門医への紹介 ● very strong～strongestクラスのステロイド外用薬 ● 重症な場合はステロイド全身投与を検討

＊ステロイド外用薬のクラスについてはP222を参照のこと。

ケアのポイント（生活指導）

❶物理的刺激を避ける
- やわらかく、厚めで、少し余裕のある靴下を履く。
- 足に合ったやわらかい靴を履く。
- 圧のかかりにくい靴の中敷（ジェルや低反発のもの）を使用する。
- 長時間の立ち仕事や歩行・ジョギングを避け、こまめに休む。
- 家庭で使う用具（包丁、スクリュードライバー、ガーデニング用具など）を使うときは、握りしめる時間を短くする。圧をかけなくてよいもの（ピーラーなど）の使用を検討するのもよい。
- 炊事・水仕事の際にはゴム手袋などを用いて、洗剤類にじかに触れないようにする。

❷熱刺激を避ける
- 熱い風呂やシャワーを控え、手や足を湯に長時間さらさないようにする。

❸皮膚の保護
- 保湿剤を塗布する（外用法の指導を含む）。

❹二次感染を予防する
- 清潔を心がける。

（中村千里）

細胞障害性抗がん薬による手足症候群の重症度評価[2]

◆軽症
- 手掌・足底に違和感があり、発赤はないか、わずかにみられ、疼痛はなく、日常生活の作業に差し支えない

◆中等症
- 手掌・足底に発赤、水疱形成がみられ、疼痛を時に感じ、日常生活の作業、歩行に差し支えることがある

◆重症
- 手掌・足底に発赤が著明で、大型の水疱がみられ、強い疼痛を常に感じ、日常生活の作業が行いづらく、歩行しづらい

〈文献〉
1. Zheng Y-F, Fu X, Wang X-X, et al: Utility of cooling patches to prevent hand-foot syndrome caused by pegylated liposomal doxorubicin in breast cancer patients. *World J Clin Cases* 2021; 9: 10075–10087.
2. 皮膚科・腫瘍内科有志コンセンサス会議編：EGFR阻害薬に起因する皮膚障害の治療手引き. https://npo-jasmin.org/consensus2.html（2025.1.30アクセス）.
3. 日本がんサポーティブケア学会編：がん薬物療法に伴う皮膚障害アトラス＆マネジメント. 金原出版, 東京, 2018.
4. 厚生労働省：重篤副作用疾別対応マニュアル 手足症候群. https://www.mhlw.go.jp/topics/2006/11/dl/tp1122-1q01_r01.pdf（2025.1.30アクセス）.

皮膚・粘膜の障害

マルチキナーゼ阻害薬による 手足症候群

【定義】手掌や足底などの四肢末端部に発現する、発赤、腫脹、そして著しい不快感、うずきといった皮膚関連有害事象の総称。

【アセスメントスケール】CTCAE Ver.5（手掌・足底発赤知覚不全症候群）

【参考ガイドライン】がん薬物療法に伴う皮膚障害アトラス＆マネジメント（日本がんサポーティブケア学会）

● 発症機序

- 薬剤による表皮角化細胞や基底細胞の変性、エクリン汗腺の障害およびエクリン汗腺からの薬剤分泌によって生じうる。
- 薬剤により、発生機序は明らかになっていないものもある。

● 関連する主ながん治療薬

- **マルチキナーゼ阻害薬**：ソラフェニブ、スニチニブ、レゴラフェニブ、レンバチニブ
- **BRAF阻害薬**：ベムラフェニブ、ダブラフェニブ
- **MEK阻害薬**：トラメチニブ
- キナーゼ阻害薬による皮膚病変は、限局性で角化傾向が強い。圧力や荷重がかかる部位、摩擦が多い指間、伸展部位である関節などに生じやすい。投与開始2～3週間で足底を中心とした違和感・紅斑・しびれ・知覚過敏が生じ、荷重部位を中心に紅斑・水疱・膿疱・びらんが生じて疼痛をきたす。水疱周囲のリング状紅斑も生じる。
- 分子標的薬は投与後数日から1～2週間が発症のピークで、急速な症状を呈する場合が多い。徐々に発症頻度は減るが、投与開始から2か月程度は好発時期である。2か月以降（慢性期）では水疱の出現頻度は減るが、難治性の過角化が著明となり、ソラフェニブやレゴラフェニブなどは有痛性となるため注意する。

● 症状発生時期(めやす)

	投与日	4週目	8週目	12週目	16週目
ソラフェニブ		投与〜3週が多く、9週まで			
スニチニブ				投与から12週まで	
レンバチニブ					
レゴラフェニブ		投与〜4週が高頻度 16週まで 投与〜2週が高頻度 4週まで			

● 緊急度の見きわめ(鑑別のポイント)

緊急対応が必要	マルチキナーゼ阻害薬による多形紅斑型薬疹(発症頻度は5％程度だが、まれにSJSやTENを発症することも)
重点的対応が必要	廃用症候群(手足症候群による活動性低下) 不活動による皮膚萎縮 重力刺激の影響による褥瘡など
慎重な対応が必要	低アルブミン血症による浮腫、皮膚の脆弱化など

● アセスメントと対応

Point

- 皮膚障害の起こりやすい薬剤を複数使用しているレジメンにおいては、薬剤による好発時期と特徴的な皮膚症状から原因薬剤を見きわめなくてはならない。
- 皮膚症状が重複している可能性や、投与期間が数週間ある経口抗がん薬などでは発生時期が遷延して皮膚症状が現れることがあるため注意する。

- 基本的な対応は、EGFR阻害薬による手足症候群と同様(→p58)。

● ここでは、マルチキナーゼ阻害薬特有の注意点についてまとめる。

投与前

- 尿素配合軟膏を使用する(保湿、過角化の防止)。
- 早期の浮腫性紅斑期から、炎症抑制のため局所を安静・保護する。

投与中・後

- 予防的措置(スキンケア)を実施する。
- 症状出現時には、重症度に沿って対応する(→p53)。

● ケアのポイント

❶投与前

- 足底の角化、鶏眼などの有無を確認する。
- 角化部は、あらかじめサリチル酸ワセリンや尿素含有軟膏などで皮膚をやわらかくする。角化部の削り処置も実施する。
- 足指の変形(外反母趾など)、足関節可動域制限などがある場合は、装具や足底板を作成し、鶏眼予防パット使用の指導を実施。

❷症状出現時

- 創傷被覆材(ドレッシング材)と尿素含有軟膏を併用し、水疱抑制と疼痛緩和を図る。

❸慢性期

- 角化が強くなり、鶏眼による疼痛が強くなる。局所の荷重が疼痛や重症化を招くため、角質コントロールと圧分散を図る。

ケアの例

- 適切な中敷きや装具の着用
- 履物の工夫
- 高すべり性創傷被覆材の使用を考慮

(中村千里)

〈文献〉
1. 日本がんサポーティブケア学会編:がん薬物療法に伴う皮膚障害アトラス&マネジメント. 金原出版, 東京, 2018.
2. 日本がんサポーティブケア学会編:がん治療におけるアピアランスケアガイドライン2021年版 第2版. 金原出版, 東京, 2021.
3. 厚生労働省:重篤副作用疾患別対応マニュアル 手足症候群. https://www.mhlw.go.jp/topics/2006/11/dl/tp1122-1q01_r01.pdf (2025.1.30アクセス).

2 皮膚・粘膜の障害

EGFR阻害薬による皮膚障害

【定義】がん薬物療法の副作用によって皮膚の機能に問題が生じている状態。発現部位は頭から足の先まで広範囲にわたる。
【アセスメントスケール】CTCAE Ver.5（皮膚および皮下組織障害）
【参考ガイドライン】EGFR阻害薬に起因する皮膚障害の治療手引き（皮膚科・腫瘍内科有志コンセンサス会議）

● 発症機序

- EGFR（上皮成長因子受容体）は細胞表面に存在し、上皮細胞増殖因子（EGF）などが結合することで活性化される。腫瘍細胞でEGFRが活性化すると増殖・転移拡散・血管新生につながる。EGFR阻害薬はこのEGFRの機能を抑制し、抗腫瘍効果を得ている。
- EGFRは腫瘍細胞で過剰発現しているが、もともと皮膚を構成するさまざまな細胞（表皮、爪、毛、脂腺、汗腺）に発現し、増殖・分化などに関与しているため、EGFR阻害薬は正常な皮膚の細胞にも影響し、皮膚障害が生じる。なお、その皮膚障害が出現する患者ほど治療効果が高いといわれている。

● 関連する主ながん治療薬

- ゲフィチニブ
- エルロチニブ
- アファチニブ
- オシメルチニブ
- ダコミチニブ
- セツキシマブ
- パニツムマブ
- ネシツムマブ
- アミバンタマブ

など

症状発現時期（めやす）

	投与日	2週	4週	6週	8週
ざ瘡様皮疹	_____2〜4週間でピーク ●角化異常による毛包の閉塞と炎症反応が主体。脂漏部位に一致してみられ、顔面に多く発症するため、外見変化による精神的苦痛も伴う（頭部や体幹・四肢にも生じる） ●痒みやひりひり感、痛みを伴い、二次感染により悪化する場合もある				
皮膚乾燥	多くは3〜5週目に出現_____ ●角層保水能とバリア機能の低下、さらに汗腺および皮脂腺機能の低下による発汗量、皮脂の低下が加わり発症する（**重症度に差はあるがほぼ全例に発症**） ●痒みとともに手掌や足底などでは亀裂を伴い、強い疼痛が生じる場合もある				
爪囲炎 （→p71）	多くは6週目以降に出現— ●爪周囲の炎症、紅斑・腫脹、亀裂、肉芽がみられ、強い疼痛を伴う場合が多い ●疼痛が強いとQOLはきわめて低下し、靴を履くことや手仕事が困難となることもある				

● EGFR阻害薬による皮膚障害は、ざ瘡様皮疹、皮膚乾燥、爪囲炎などさまざまな症状を示し、通常一定の順序で経時的に出現する。

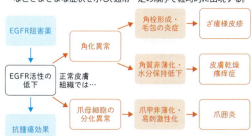

● 緊急度のめやす（鑑別のポイント）

緊急対応が必要	デルマドローム アレルギー反応 重症薬疹 ● 発熱、咽頭粘膜痛、皮疹の痛みなど、薬疹のような症状の併発がないかアセスメントする
重点的対応が必要	細菌感染の併発（Grade3相当に至ると治療休止） 薬疹
慎重な対応が必要	外的刺激（物理的要因・化学的刺激）

● アセスメントと対応

Point

- 皮膚障害の症状をコントロールし、治療中断をできる限り避ける。治療前からの正しいスキンケア指導・セルフケア支援が必須となる。
- スキンケアの基本は保清・保湿・保護（刺激を避ける）。
- 皮膚障害Grade3をめやすに、皮膚科に紹介することを検討する。

投与前

- 皮膚障害のリスク評価（使用する抗がん薬の確認）を行う。
- 治療前の皮膚状態を確認する。
- セルフケア能力の評価を行う。
- 患者・家族への情報提供、セルフケア習得に向けた支援を行う（後述）。

投与中・皮膚障害出現中

1. **皮膚状態の観察**
- 二次感染の有無や自覚症状・日常生活への影響を評価する。
2. **二次感染への対処**
- 症状増悪時（Grade 3）には皮膚科を紹介する。

3. 患者・家族が行っているスキンケアの方法や頻度の確認
- 皮膚障害に対する予防・対処が適切にできているか評価する。

4. 実施・持続可能な対応の検討
- 患者のライフスタイルや生活習慣に合わせた方法を、ともに検討する。

ざ瘡様皮疹への対応	**テトラサイクリン系抗菌薬の予防内服** ● 中等度以上の病変の重症化を抑制し、患者のQOL維持に有益 ● 予防投与の期間は、治療直前から6週間以上（最大8週間まで）が妥当とされる **保湿剤の外用** ● ざ瘡様皮疹に対する保湿剤単剤での予防効果は認められていないが、皮膚の状態を健康に保つ目的で、保湿は重要 **ステロイド外用薬の使用** ● 症状の程度（Grade1～）と発生部位に沿って使用する
皮膚乾燥への対応	**日常的なスキンケアの実施** ● 治療開始前から毎日全身に保湿剤を塗る ● 保湿によりバリア機能が補われ、感染防御にも効果的 **皮膚の保護** ● 炎症や滲出液の伴わない亀裂には、ポリウレタンフィルムによる保護が有効 **ステロイド外用薬の使用** ● 症状の程度（Grade2～）と発生部位に沿って使用する

● ケアのポイント

1. 基本的なスキンケア

❶保湿
- 基本的に毎日の入浴やシャワー浴を実施する。
- 低刺激で弱酸性の洗浄剤を使用し、擦らず、洗浄料をよく泡立てて包み込むように洗う。
- タオルで拭くときには、軽く押さえ拭きする。

❷ 保湿
- 手洗いや入浴後10〜15分以内に保湿剤(無添加・無香料、弱酸性・アルコール非含有のもの)を塗布する。
- 保湿剤は指に取り、何箇所かにのせて擦らず伸ばすようにして、皮膚のしわに沿って塗布する。

❸ 物理的・化学的刺激からの保護
- 綿や絹などのやわらかい素材で、締めつけの少ない衣類を選択する。
- 低刺激性の日焼け止め剤や日傘などを使用し、紫外線を避ける。
- 髭を剃るときは、カミソリではなく電気シェーバーを用いて愛護的に行う。

2. 情報提供・セルフケア支援
- 皮膚障害の症状(皮膚の変化のしかた)、発症部位について説明する。
- 皮膚障害の各症状の発症時期・症状の経過を伝える。
- 正しいスキンケアや外用薬の使用方法、ケアの実施・継続の必要性の指導を行う。
- 症状悪化時の連絡方法を説明する。

(渡辺智美)

〈文献〉
1. 芦田敦子, 奥野隆平:分子標的薬による皮膚障害. 宇原久編著:がん患者の皮膚障害アトラス. 医学書院, 東京, 2024.
2. 山崎直也, 平川聡史, 山本有紀 他:EGFR阻害薬. 日本がんサポーティブケア学会編, がん薬物療法に伴う皮膚障害アトラス&マネジメント. 金原出版, 東京, 2018:19-87.
3. 武田薬品工業株式会社:ベクティビックス副作用アーカイブ 皮膚障害 第5版. https://www.takedamed.com/pdf/1855(2025.1.30アクセス).

皮膚・粘膜の障害

irAE 皮膚障害

【定義】免疫チェックポイント阻害薬によって生じる皮膚症状。
【アセスメントスケール】CTCAE Ver.5(皮膚および皮下組織)
【参考ガイドライン】がん免疫療法ガイドライン第3版(日本臨床腫瘍学会)、がん薬物療法に伴う皮膚障害アトラス&マネジメント(日本がんサポーティブケア学会)

● 発生機序

- irAE(免疫関連有害事象)は、体内に残存している自己抗原特異的なリンパ球が、免疫チェックポイント阻害薬によって誤って活性化されてしまい、自己細胞・組織を攻撃してしまうことが主な作用機序と考えられている。
- irAEによる皮膚障害としてみられるのは、皮疹、発疹、皮膚炎、瘙痒症、紅斑、丘疹、白斑、脱毛症、乾燥肌、斑状丘疹状皮疹などである。

● 関連する主ながん治療薬

- **PD-1阻害薬**：ニボルマブ、ペムブロリズマブ
- **PD-L1阻害薬**：アテゾリズマブ、アベルマブ、デュルバルマブ
- **CTLA-4阻害薬**：イピリムマブ、トレメリムマブ　など

症状発現時期（めやす）

	投与日	10週	20週	30週	40週
抗PD-1抗体			5〜6週ごろから出現する傾向		
抗CTLA-4抗体		2〜3週ごろに出現する傾向			

- 投与後、比較的早期に発症（投与中や投与終了後にも発現）

緊急度の見きわめ（鑑別のポイント）

緊急対応が必要	重症例（SJSやTEN） ● 発熱・粘膜症状を伴う多形性滲出性紅斑や全身の皮疹の場合、緊急対応が必要
重点的対応が必要	—
慎重な対応が必要	多様な皮膚症状（多くは軽症）

アセスメントと対応

Point

- ほとんどは軽症である。
- まれに、重症化する例（SJS、TENなど）があるため、注意深くアセスメントすることが重要である。

- 多様な皮膚症状が出現するが、ほとんどは軽症（Grade1〜2）で、ステロイド外用薬などにより改善することが多い。
- まれに、SJS（スティーブンス・ジョンソン症候群）やTEN（中毒性表皮壊死症）など重症化する例（Grade3以上）もある。
- 特に、多形滲出性紅斑や全身の皮疹に発熱・粘膜症状（眼、口腔、外陰部）を伴う場合は重症化することがあるため、皮膚科専門医と連携し、早急な診断・治療中止の判断と治療を行う必要がある。

● ケアのポイント

❶投与開始前
- 皮膚障害全体の頻度は単剤で30〜40％であり、併用療法ではさらに頻度が上昇することが知られているため、投与する薬剤を把握しておく。
- ほとんどの患者はGrade1〜2の軽症で、1〜2回目の投与後比較的早い時期に出現することが多いため、患者によく説明しておく。
- 皮膚を清潔に保ち、保湿を行い、予防的にスキンケアを実施する。

❷投与中
- 出現した症状の程度に合わせて対処する(→p66)。
- 多くの場合、ステロイド外用薬などで対処できるが、まれに重症化することもあるため、皮膚科専門医と連携して診断することが重要である。
- 症状の程度によっては、免疫チェックポイント阻害薬の投与中止も検討する必要がある。患者の状態と治療効果、皮膚症状の程度を総合的に判断して休薬を検討する。
- スキンケアも重要である。
- 皮膚を清潔に保つために洗浄すること、保湿すること、症状がさらに悪化しないように刺激を最小限にして保護することも重要であり、継続する。

❸投与後
- irAEは、免疫チェックポイント阻害薬の投与終了後に出現する可能性がある。
- 観察を継続し、投与中と同様に、出現した皮膚症状と、その程度に合わせて対処する。

irAEによる皮膚障害への対応

- 症状の程度による対処法をまとめる。詳細はガイドライン[1]参照のこと。

	Grade1	Grade2	Grade3	Grade4
投与	継続		中止	中止・入院
症状モニタリング	毎週など		毎日など	毎日2〜3回など
外用治療（ステロイド）	なし、または顔面：medium 顔面以外：strong以上	顔面：strong 顔面以外：very strong以上	顔面：strong以上 顔面以外：very strong以上	顔面：strong以上 顔面以外：very strong以上
内服治療		抗アレルギー薬、抗ヒスタミン薬		
プレドニゾロン投与			0.5〜1mg/kg/日	0.5〜1mg/kg/日または1〜2mg/kg/日
その他の治療				必要時、ステロイドパルス療法、免疫グロブリン大量静注療法、血漿交換療法、抗菌薬、補液などを検討
コンサルト			皮膚科専門医・眼科専門医と協議	

*ステロイド外用薬のクラスについてはp222を参照のこと

（市川智里）

〈文献〉
1. 日本臨床腫瘍学会編：がん免疫療法ガイドライン第3版．金原出版，東京，2023：43-47．
2. 日本サポーティブケア学会編：がん薬物療法に伴う皮膚障害アトラス＆マネジメント．金原出版，2018：116-133．

皮膚・粘膜の障害

色素沈着・色素脱失

【定義】色素沈着はメラニン過剰によって生じた皮膚の黒ずみ・シミ。色素脱失はメラニン合成が行われなくなって生じた白斑。
【アセスメントスケール】CTCAE Ver.5（皮膚色素過剰）
【参考ガイドライン】がん治療におけるアピアランスケアガイドライン第2版（日本がんサポーティブケア学会）

● 発症機序

❶色素沈着
- がん治療薬が基底細胞層に存在するメラノサイトを刺激し、メラニン色素が過剰に合成されて、皮膚の色素が増強することで色素沈着が生じる。
- 加えてターンオーバーが遅れることで増強されたメラニン色素が皮膚に止まると、黒ずみやシミとなる。

❷色素脱失
- 薬の作用でメラノサイトが減少し、メラニン合成が行われなくなると、白斑（色素脱失）が起こる。

● 関連する主ながん治療薬

- **色素沈着**：フルオロウラシル系の代謝拮抗薬（フルオロウラシル、テガフール・ギメラシル・オテラシル、テガフール・ウラシル）、タキサン系薬
- **色素脱失**：マルチキナーゼ阻害薬

● 症状発現時期（めやす）

	投与日	1か月	2か月	3か月
色素沈着 色素脱失	出現時期は特定されていない ●症状の現れかたはさまざま。毛髪（白髪）や爪・粘膜の色素が濃くなることもある 【好発部位】 ●代謝拮抗薬：光に当たる部位、静脈に沿った色素沈着、網状の色素沈着 ●その他：斑状の色素沈着、肘や膝の裏側の屈曲部や閉塞部 ●マルチキナーゼ阻害薬：斑状の白斑、色素脱失			

● 緊急度の見きわめ（鑑別のポイント）

緊急対応が必要	―
重点的対応が必要	手足症候群
慎重な対応が必要	色素沈着・色素脱失

● アセスメントと対応

Point

- 日常的なスキンケアを行うこと、皮膚状態を観察して症状を早期に発見することが大切。
- 紫外線対策（日焼け防止）をはじめ、皮膚に負担をかけないようにする。
- カバーメイクを行う場合は、皮膚乾燥に注意する。

投与中

- 色素沈着に対しては、予防・対処ともに有効な治療法はない。
- 症状の早期発見と対処が重要となる。色素沈着が生じている皮膚は、紫外線や圧などの刺激によって黒ずみやシミが増える。接触性皮膚炎などの炎症からも色素沈着が起こるとされている。
- 日常のスキンケア（保清、保湿、保護）を徹底する。入浴や洗浄などは、できるだけ刺激のない製品で、皮膚に負担をかけないように行う。

● ケアのポイント

❶紫外線対策
- 紫外線によってメラニン合成促進因子が産生されるため、日焼け防止をする。
- 日傘や帽子、サングラス、長袖の服などを着用して紫外線から皮膚を守る。
- 外出時は、日焼け止めを塗布する。

日焼け止めに関する指導ポイント
- 紫外線吸収剤が配合されていない「紫外線散乱剤」がよい。
- サンケア指数は「SPF30以上」「PA+++」が望ましい。
- 水で洗い流せる親水性タイプがよい。
- 長時間外出しているときは2～3時間おきに塗り直す。

❷アピアランスケア（カバーメイク）
- 皮膚障害があるところにメイクをしても問題ない。
- 薄いシミやくすみは、コンシーラーやコントロール効果のある化粧下地でカバーする。
- オレンジ、イエロー、ピンクオークルなどの色調がなじみやすい。
- 通常より1～2段階暗い色のトーンを選択するとよい。
- 皮膚乾燥を呈している場合もあるため、保湿力とカバー力の高いものを選択する。

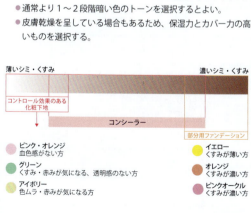

- 一般的なコンシーラーや化粧下地などでは隠せないときは、カモフラージュ用のメイク用品を使用することもある。

(中村千里)

〈文献〉
1. 日本がんサポーティブケア学会編:がん治療におけるアピアランスケアガイドライン2021年版 第2版. 金原出版, 東京, 2021.
2. 日本がんサポーティブケア学会Oncodermatology部会編:がんサバイバーのための皮膚障害セルフケアブック. 小学館, 東京, 2022.

Memo

2 皮膚・粘膜の障害

爪囲炎・爪障害

【定義】爪の周囲に紅斑・腫脹、亀裂、肉芽が生じるのが爪囲炎。爪障害は、爪の色調変化、表面の横溝形成、脱落などが生じた状態。
【アセスメントスケール】CTCAE Ver.5（爪囲炎）
【参考ガイドライン】なし

● 発生機序

- 増殖・分化が活発な爪母細胞に上皮成長因子受容体（EGFR）が作用して角化異常が起こり、爪甲の菲薄化、易刺激性が生じ、爪の周囲の皮膚の炎症が起こると考えられている。
- タキサン系薬では、爪母や爪床上皮などへの直接的な細胞毒性、抗血管新生活性、神経原性炎症などの関与が示唆される。

● 関連する主ながん治療薬

- **チロシンキナーゼ阻害薬**：エルロチニブ、ゲフェチニブ　など
- **EGFR阻害薬**：セツキシマブ、パニツムマブ　など
- **タキサン系薬**：パクリタキセル、ドセタキセル　など

● 症状発生時期（めやす）

	投与日	3週目	6週目	9週目	12週目
爪囲炎	開始6〜8週ごろ出現（重症度も高い）				

緊急度の見きわめ（鑑別のポイント）

緊急対応が必要	二次感染、蜂窩織炎・ひょう疽の併発など ●蜂窩織炎の場合、皮膚が赤く、腫脹、痛みを伴い、CRP上昇や発熱がみられることがある
重点的対応が必要	腫脹・肉芽形成に伴う疼痛
慎重な対応が必要	爪甲剥離症（爪母障害による） カンジダ性爪囲炎

アセスメントと対応

Point

- 疼痛を伴うことが多く、QOLが低下しやすい。早期から対処し重症化を防ぐことが重要となる。
- 症状が出現しているにもかかわらず、爪囲炎・爪障害と認識していない患者もいることを認識してかかわる。

投与前のアセスメント

- スキンケアを含む日常生活習慣、職業、年齢、性別、セルフケアの状況を確認する。
- 爪囲炎が発生しやすい時期には、しっかり観察を行う。

観察ポイント

- 手足の爪周囲における発赤・腫脹・肉芽形成の有無
- 疼痛の有無
- 日常生活（歩行、手先の作業など）への支障の有無

予防ケア

- 日常生活（生活習慣、仕事、趣味など）における皮膚への影響や、手足への負担の程度を把握する。
- スキンケアの習慣や、スキンケアの必要性に対する理解を確認し、セルフケア能力や家族などのサポート体制を把握する。

- セルフケアの指導を行う。

清潔	● 洗浄剤をしっかり泡立てて爪周囲を洗浄する
保護	● 爪は切りすぎない(スクエアカット) ● 窮屈な靴を履かない
保湿	● 爪・爪周囲もしっかり保湿する (爪も乾燥すると割れやすい)

- タキサン系薬を投与する際に手足を冷却すると、爪障害の発現率を軽減するという臨床研究[1]があり、冷却療法の有用性が示唆される。
- 冷却療法を行う際は、末梢の凍傷に注意する。

ケアのポイント

❶ 爪囲炎への対応

- 症状に応じた対応を行う。

軽症の場合 (Grade 1)	● セルフケア(洗浄、保護など)実施状況の確認 ● テーピング　● ステロイドの外用
中等度の場合 (Grade 2)	● テーピング(ハイドロコロイド被覆材によるテーピングなど) ● ステロイド(very strong以上)の外用
高度の場合 (Grade 3)	● 肉芽除去(液体窒素による凍結法)、部分爪甲除去術など ● 感染症を合併する場合は抗菌薬(内服/外用)

- 初期は発赤のみで日常生活に支障がない場合や、爪囲炎だと考えず"痛いから"と絆創膏で保護しているケースもみられるため注意する。
- 疼痛時に絆創膏を貼って保護することは、なるべく避ける(爪囲炎の発現部位に貼ると、肉芽を寄せ、圧迫してしまうため)。使用せざるを得ない場合は縦向きに貼るように指導する。
- テーピング法は、爪甲の陥入を予防することで側爪郭の疼痛や炎症を改善させる。実施方法を指導する。

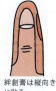

絆創膏は縦向きに貼る

テーピングの方法

方法
① 約1.0～1.5cm幅の伸縮性の少ないテープを5cm程度にカットする
② 泡立てた洗浄剤を爪の上にのせて洗浄しよく洗い流す
③ 爪と皮膚の境目にテープの先端を貼る
④ テープを引っ張り、爪と皮膚の間に隙間を作る
⑤ らせん状に巻いていく

爪と皮膚を離すようにテープを巻く

実施のポイント
- テープは毎日交換する
- 「洗浄→テープ剝離→テーピング→保湿剤→軟膏」の順で行う

❷爪障害への対応
- 色素沈着のみの場合、マニキュアを活用してアピアランスに配慮する。
- 綿製手袋を裏返して着用し、指先を保護する。
- 甘皮から指先まで、爪周囲に保湿剤を塗布し、乾燥に注意する。
- 適度にマニキュアを塗ることで、爪甲からの水分蒸発を抑制し、爪の強度を保つ。
- 締めつけの弱い靴下・足先の広い靴を着用し、足の爪への圧迫を避ける。
- 水仕事をするときには、ビニール手袋を着用し、洗剤などの刺激を避ける。
- 爪甲剝離や滲出液がある場合は、洗浄剤をよく泡立てて洗浄する。

〔上原智子〕

〈文献〉
1. Scotté F, Tourani JM, Banu E, et al. Multicenter Study of a Frozen Glove to Prevent Docetaxel-Induced Onycholysis and Cutaneous Toxicity of the Hand. *J Clin Oncol* 2005; 23: 4424-4429.
2. 日本がんサポーティブケア学会編：がん薬物療法に伴う皮膚障害アトラス＆マネジメント．金原出版，東京，2018．
3. 野沢桂子：日本がんサポーティブケア学会編：がん治療におけるアピアランスケアガイドライン2021年度版 第2版．金原出版，東京，2021．
4. 野澤桂子，藤間勝子編：臨床で活かすがん患者のアピアランスケア．南山堂，東京，2017．

皮膚・粘膜の障害 2

脱毛

【定義】抗がん薬により毛髪、眉毛、睫毛、髭、腋毛、陰毛などが抜けること。
【アセスメントスケール】CTCAE Ver.5(脱毛)
【参考ガイドライン】がん治療におけるアピアランスケアガイドライン2021年度版 第2版(日本がんサポーティブケア学会)

● 発症機序

- 抗がん薬により、毛母細胞の細胞分裂が抑制され、毛球が壊死することで生じる。
- **成長期脱毛**：投与開始2～3週間後脱毛が生じ、90%以上の毛髪や、睫毛、眉毛、腋毛、陰毛が抜ける。
- **休止期脱毛**：投与開始後、徐々に脱毛量が増え、数か月かけて90%以上の毛髪が脱ける。

● 関連する主ながん治療薬(高頻度のもの)

- ドキソルビシン
- エピルビシン
- アムルビシン
- ノギテカン
- パクリタキセル
- ドセタキセル
- パクリタキセル(アルブミン懸濁型)
- イリノテカン
- エトポシド
- エリブリン
- イホスファミド
- シクロホスファミド(造血幹細胞移植前処置)

● 症状発現時期（めやす）

	投与開始	1週	2週	3週	数か月	投与終了	3〜4か月	1〜2年
成長期脱毛	治療開始2週間後ぐらいから脱毛が目立つ						治療終了後3〜4か月後には再発毛	元の毛質・色に戻る
休止期脱毛	抜け毛が多くなり、数か月後から脱毛が目立つ						産毛・縮れ毛・白髪が増加	

● 緊急度の見きわめ（鑑別のポイント）

緊急対応が必要	—
重点的対応が必要	脱毛リスクの高い薬剤の投与時 放射線照射
慎重な対応が必要	脱毛リスクのある薬剤の投与

● アセスメントと対応

Point

- 脱毛リスクに応じた患者への説明が必要となる。
- 心理社会面に影響するため、心理状態や社会生活が送れているか確認する。
- ケアの目標は、見た目を美しくすることではなく、その人が社会とつながれることである。
- エビデンスがあるケアやケア用品はほとんどないため、強要はしない。

投与前

- 使用レジメンの脱毛リスクを確認し、いつごろから、どのように抜けるのか説明する。
- 患者の毛髪・容姿に対する思い・心理状況・職業を把握したうえで、脱毛に対する対処方法の知識や準備状況などを確認する。

対処・準備のポイント

- 長髪の場合は、髪が絡まりやすくなるため、短めにカットすることを勧める
- 特別なヘアケア用品を用意する必要はない（普段使用しているヘアケア用品を使用できる）
- 希望する患者へは帽子やウィッグを紹介する（自治体によるウィッグなどの購入支援制度も紹介）

投与中

- 洗髪を避けたがる患者もいるが、頭皮の皮膚障害を予防するため洗髪を勧める。
- 脱毛の程度・部位・頭皮の状態やセルフケア状況を観察し、頭皮トラブルがある場合は皮膚科の介入を検討する。
- 脱毛中の心理・社会状態を観察し、落ち込みが持続する場合は、精神科医や心理士の介入を検討する。
- 脱毛中のパーマやヘアカラーは避けるように説明する。
- 眉毛が抜けた場合はアイブロウを使用する。
- 睫毛・鼻毛が抜けた場合は眼鏡やマスクの使用を勧める（埃が眼や鼻に入ることを避けるため）。

投与後

- 発毛後6か月程度が経過し、毛が生えそろい、頭皮にトラブルがない場合は、パーマやヘアカラーをしてもよいことを説明する（ただし、パッチテストを行うなど注意が必要）。

● ケアのポイント（頭皮冷却法）

❶ 概要

- 頭皮冷却装置は、2019年に医療機器として承認された（写真は一例）。ただし、保険収載はされておらず、費用は自己負担となる。
- この装置は、頭皮を冷却することで血流を低下させ、抗がん薬が頭皮に届きにくくなることで脱毛を予防する。

頭皮冷却装置（画像提供：センチュリーメディカル株式会社）

❷方法
- 抗がん薬投与30分前から−4℃の冷却液が流れるキャップを装着し、頭皮の温度を約19℃に保つ。
- 投与中、投与終了後90分間継続して頭皮を冷却する。

❸効果
- 日本人のドセタキセル＋シクロホスファミド療法とドキソルビシン＋シクロホスファミド療法を受けた乳がん患者を対象とした臨床研究（HOPE試験）では、がん薬物療法終了時でのGrade 1以下の脱毛の割合は頭皮冷却群で26.7％、対照群で0％であった[1]。
- がん薬物療法後12週間以内に50％以上の毛髪量が増加した割合は、頭皮冷却群で85.7％、対照群で50.0％であった。

❹注意点
- 主な有害事象として、顎の痛み（75％）、頭痛（71.9％）、悪寒（68.8％）などが報告されている。

(神谷智子)

〈文献〉
1. Kinoshita T, Nakayama T, Fukuma E, et al. Efficacy of Scalp Cooling in Preventing and Recovering From Chemotherapy-Induced Alopecia in Breast Cancer Patients : The HOPE Study. *Front Oncol* 2019 ;(9) : 733.
2. 日本がんサポーティブケア学会編：がん治療におけるアピアランスケアガイドライン2021年版第2版．金原出版，東京，2021．
3. 野澤桂子，藤間勝子編：臨床で活かすがん患者のアピアランスケア．南山堂，東京，2017．

2 皮膚・粘膜の障害

口腔粘膜炎

【定義】がん治療(薬物療法や放射線療法など)に起因する口腔粘膜や歯肉の炎症、潰瘍形成など。
【アセスメントスケール】CTCAE Ver.5(口腔粘膜炎)
【参考ガイドライン】がん治療に伴う粘膜障害マネジメントの手引き2020年版(日本がんサポーティブケア学会/日本がん口腔支持療法学会)、EOCC口腔ケアガイダンス第1版日本語版(日本がんサポーティブケア学会)

● 発症機序

細胞障害性抗がん薬の場合

❶ 細胞内に発生したフリーラジカルによる基底細胞への直接的DNA損傷が生じ、細胞死を引き起こす。
❷ 炎症性サイトカインによって組織障害・粘膜炎が増悪し、上皮が脱落する。
❸ 潰瘍が形成される。

> 抗がん薬の影響がなくなれば、粘膜上皮が再生されて治癒する

分子標的薬の場合

- 詳細不明であるが、細胞障害性抗がん薬による口腔粘膜炎とは異なると推測されている。

● 関連する主ながん治療薬

- **細胞障害性抗がん薬**:シクロホスファミド、フルオロウラシル、メトトレキサート、カペシタビン、ゲムシタビン、ドキソルビシン、ドセタキセル、シスプラチン、イリノテカン など

- **分子標的薬**：エベロリムス、テムシロリムス、アファチニブ、セツキシマブ、パニツムマブ、ラパチニブ、アミバンタマブ、スニチニブ、ソラフェニブ　など

● 症状発現時期（めやす）

	投与日	5日	10日	15日	20日
細胞障害性抗がん薬				投与後5〜7日ごろ一過症、10〜14日程度で治癒	
	●投与サイクルごとに発症 ●感染などを伴う場合や、頭頸部領域への放射線照射を併用している場合は長期化する（照射終了後、約10日で軽快、約1か月で治癒）				
分子標的薬		投与後3〜5日ごろ一過症、1週間程度で治癒			
	●mTOR阻害薬では投与〜28日まで症状がみられる				

● 緊急度の見きわめ（鑑別のポイント）

緊急対応が必要	薬剤関連顎骨壊死（骨修飾薬、血管新生阻害薬の長期間投与に伴う）
重点的対応が必要	口腔乾燥、疼痛、経口摂取困難 歯性感染症（骨髄抑制に伴う）
慎重な対応が必要	カンジダ性口内炎、ウイルス性口内炎

● アセスメントと対応

Point

- 予定されるがん治療の前に、歯性感染源に起因する局所および全身の感染リスク低減のため、歯科による評価および治療を行っておくことが望ましい。
- 歯科医師・歯科衛生士と連携し、日常的ケア（歯みがきなど）、予防的・治療的な対応を適切に行っていくことが大切である。

口腔内の観察ポイント

- がん治療中は、唾液分泌低下による口腔粘膜の保護作用低下や骨髄抑制に伴い、感染リスクが高まる。
- 口腔粘膜炎以外にも口腔トラブルが生じるため、日ごろから口腔内の観察を行い、異常がある場合は早めの歯科受診が必要となる。

◆代表的な口腔トラブル

歯性感染症	●骨髄抑制期に、がん治療前は問題にならなかった慢性感染病巣(歯周炎など)が容易に急性化する ●全身の感染症へ波及する場合もあるため、迅速な歯科受診・治療が必要 ●症状：歯や歯周組織の炎症所見(発赤、発熱、疼痛など)。時に膿瘍や排膿を認める
薬剤関連顎骨壊死	●発症頻度は1〜10%だが、骨修飾薬(ビスホスホネート製剤やデノスマブ)、血管新生阻害薬を長期間投与している患者に生じうる ●症状：粘膜が破綻し骨露出がある。頸の腫脹、疼痛、排膿、顎や下口唇のしびれ、開口障害
カンジダ性口内炎	●ステロイドや抗菌薬などによる菌交代現象、唾液分泌量の低下、口腔内不衛生によって生じる ●症状：ピリピリする弱い痛み、こすると剥がれる小さな白斑(偽膜性)、味覚障害

投与前

- 患者のセルフケア状況、口腔ケア習慣を確認する。必要であれば口腔ケア習慣の見直し、ライフスタイルに合わせた実現可能な口腔ケア方法へと導く。
- 喫煙と飲酒は口腔粘膜に傷害を与えるため、禁煙サポート、禁酒または過度な飲酒を控えるよう指導する。

投与中

- 患者自身でも好発部位(口唇の内側、口角から頬粘膜、舌側縁から舌腹)の観察を行う。
- 口腔粘膜炎が治癒するまで継続的に観察・評価を行う。デジタルカメラなどでのセルフ撮影を勧めてもよい。

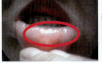
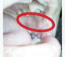

口唇の内側　　　　口角から頬粘膜　　　　舌側縁から舌腹

予防的対応

1. 口腔クライオセラピー

- 細胞障害性抗がん薬を含むレジメンによる治療を受ける患者が対象となる。
- 薬物投与中に氷片を口腔内に含んでもらい、口腔粘膜を冷却する方法である。
- 局所的に血管収縮を引き起こし、組織の血流を低下させ、口腔粘膜への薬物移行を減少させることで口腔粘膜炎が軽減される。

方法

①フルオロウラシル急速静注の場合：30分間	氷片を口に含み、口腔内を冷却
②造血幹細胞移植の大量メルファラン投与の場合：前処置療法開始10～15分前より60分間	

- 氷片が口腔粘膜に張り付かないよう、氷の表面を少し融解させるのがポイントである。
- 氷菓やアイスクリームを食べるのもよい。
- 氷を口に含むと、悪心・嘔吐が誘発される可能性がある場合は、保冷剤を頬に当て、外側から冷やすのも有効とされている。
- 寒冷刺激によりしびれなどを起こす細胞障害性抗がん薬を使用している場合は適さない。

2. ステロイド含嗽薬や外用薬の検討

- 分子標的薬による口腔粘膜炎の多くは、アフタ性口内炎の臨床病態を呈する。単独投与であれば重症化しづらいが、発症頻度は高い。
- 確立された予防はないが、mTOR阻害薬による口腔粘膜炎の予防として、ステロイド含嗽薬や外用薬を検討してもよいとされている。

治療的対応

1. 漢方薬(半夏瀉心湯)

- 臨床試験により、半夏瀉心湯が口腔粘膜炎の発症期間を短縮したとの報告[4]がある。
- **方法**:半夏瀉心湯1包を50mLの湯に溶かし、口に含んで30秒程度保持する(そのまま内服しても、吐き出してもよい)。
- 実施後30分は飲食を控える。

2. 口腔粘膜保護材

- 口腔粘膜炎発症時の疼痛管理に有効である。
- わが国では、エピシル®口腔用液のみが保険適用であり、歯科医師または歯科医師の指示を受けた歯科衛生士が適切な口腔機能管理を行うことで使用できる。

3. 鎮痛薬

- 痛みは苦痛となりQOL低下を招くため、早期からの介入が大切である。

方法

- NSAIDsやアセトアミノフェンの使用
- 医療用麻薬の使用
- 局所麻酔薬入りの含嗽薬の使用

● ケアのポイント

❶歯ブラシによるブラッシング

- ヘッドが小さい歯ブラシ、刺激が少なくフッ素が配合された歯磨き剤を選ぶ。
- ブラッシングは、食後・就寝前(2~4回/日)に行う。
- 悪心・嘔吐を伴う場合、歯磨き剤を使わずにブラッシングしてもよい。ただし、歯ブラシの代わりにスポンジブラシを用いることは避ける。
- 口腔乾燥がある場合は、口唇や口角の保湿(リップクリームを

塗る、うがいをするなど)を行ってから歯磨きを行う。

❷含漱、洗口
- ノンアルコール・低刺激で、保湿効果を備えた洗口液を選ぶ。
- 少なくとも4回/日以上、軽いうがいやすすぎをする。
- 水がしみる・強い疼痛がある場合は、生理食塩水でブクブクうがいする。
- 生理食塩水を作成するときは、500mLペットボトルに食塩4.5g(小さじ約1杯)を入れると作成できる。

❸義歯の管理
- 義歯には目に見えない細かな穴が開いており、真菌の温床となるため、義歯専用ブラシを用いて流水下でこすり洗いする。
- 就寝時は義歯を外し、水を張った義歯専用容器に入れ、洗浄剤を入れる。

❹口腔内の保湿
- がん薬物療法によって唾液腺分泌細胞がダメージを受け、唾液分泌量が減少すると、より口腔乾燥が進み、口腔粘膜炎の疼痛が増強するため、保湿を心がける。
- 保湿剤のタイプ(マウスウォッシュ、ジェル、スプレー)は、患者のライフスタイルや嚥下状態などに合わせて選択する。

(妻木浩美)

〈文献〉
1. 日本がんサポーティブケア学会,日本がん口腔支持療法学会編:がん治療に伴う粘膜障害マネジメントの手引2020年版.金原出版,東京,2020.
2. EOCC編,日本がんサポーティブケア学会・粘膜炎部会監訳:口腔ケアガイダンス.http://jascc.jp/wp/wp-content/uploads/2018/01/8024607bdd510449b8d990b23ca2f242.pdf(2025.1.30アクセス).
3. 濱口恵子,本山清美編:がん化学療法ケアガイド 治療開始前からはじめるアセスメントとセルフケア支援 第3版.中山書店,東京,2020.
4. Matsuda C, Munemoto Y, Mishima H, et al. Double-blind, placebo-controlled, randomized Phase Ⅱ study of TJ-14 (Hangeshashinto) for infusional fluorinated-pyrimidin-based colorectal cancer chemotherapy-induced oral mucositis. *Cancer chemother Pharmacol* 2015; 76: 97-103.

3 消化器の障害

悪心・嘔吐（CINV）

【定義】悪心（嘔吐しそうな不快な感じ）は、延髄の嘔吐中枢に向かう求心性迷走神経刺激により発現する症状。嘔吐（胃内容の強制排出運動）は、胃幽門部が閉ざされたうえで、下部食道括約筋の弛緩・横隔膜や腹筋の収縮により、胃内容が排出されること。
【アセスメントスケール】CTCAE ver.5（悪心・嘔吐）、PRO-CTCAE™（患者の主観的評価など）
【参考ガイドライン】制吐薬適正使用ガイドライン2023年10月改訂 第3版（日本癌治療学会）、MASCC/ESMO制吐ガイドライン2023、NCCNガイドライン2024

● 発生機序

- **化学受容器引金帯（CTZ）**：抗がん薬が血液中に入ると、延髄の第4脳室にあるCTZが刺激される。この刺激が嘔吐中枢に伝わり、悪心・嘔吐が生じる。
- **小腸クロム親和性細胞**：抗がん薬が小腸のクロム親和性細胞を刺激し、セロトニン（5-HT）が分泌される。5-HTは5-HT$_3$受容体に結合し、CTZを介して嘔吐中枢を刺激する。
- **末梢神経系**：消化管や内臓からの機械的・化学的刺激が迷走神経や交感神経を介して嘔吐中枢に伝わり、悪心・嘔吐が生じる。
- **大脳皮質**：精神的ストレスや不安、視覚や嗅覚からの不快な刺激が嘔吐中枢に伝わることがある（予期性嘔吐がこれに該当）。

● 関連するがん治療薬

- 催吐性リスクは、種々の臨床試験から、制吐薬の予防的投与がない状態で抗がん薬投与後24時間以内に発現する嘔吐の割合で定

義される。

催吐性リスク：高度（>90%）

- シスプラチン
- AC療法（ドキソルビシン＋シクロホスファミド）
- EC療法（エピルビシン＋シクロホスファミド）　など

催吐性リスク：中等度（30〜90%）

- アムルビシン
- イリノテカン
- オキサリプラチン
- カルボプラチン（AUC≧4は高度に準じる）　など

催吐性リスク：軽度（10〜30%）

- カバジタキセル
- ゲムシタビン
- ドセタキセル
- パクリタキセル
- フルオロウラシル
- ペメトレキセド　など

催吐性リスク：最小度（<10%）

- ビノレルビン
- ビンクリスチン
- ビンブラスチン
- ブレオマイシン
- 免疫チェックポイント阻害薬
- 分子標的薬　など

症状発現時期（めやす）

投与開始　1日　2日　3日　4日　5日　6日

悪心・嘔吐の強度　弱→強

- 遅発期悪心・嘔吐
  投与開始後24〜120時間（2〜5日）程度持続
- 超遅発期悪心・嘔吐
  投与開始後120時間（6日）以降も持続
- 急性期悪心・嘔吐
  投与開始後24時間以内に発現
- 予期性悪心・嘔吐
  投与開始前より、抗がん薬のことを考えるだけで出現

- 適切な対応のためには、がん薬物療法に関連しない要因も考慮することが重要。
- 特に、オンコロジックエマージェンシーは多岐にわたり、適切に対応しないと生命に危険が及ぶことがあるため、迅速かつ適切なアセスメントが求められる。

緊急度の見きわめ（鑑別のポイント）

下線はオンコロジックエマージェンシー

緊急対応が必要	ビンクリスチンなどの抗がん薬による腸管蠕動不全 腸閉塞、がん性腹膜炎、糖尿病性自律神経障害など 頭蓋内圧亢進（脳転移）、膵炎、尿毒症、高カルシウム血症
重点的対応が必要	電解質異常（低ナトリウム血症、低マグネシウム血症） 低血糖・高血糖、悪性腹水、前庭機能障害
慎重な対応が必要	心因性要因（不安、予期性悪心・嘔吐） 放射線治療、オピオイドを含む併用薬剤

アセスメントと対応

Point

- 医療者と患者の症状の認識は異なるという報告がある。医療者の客観的評価に、患者の主観的評価を含める必要がある。
- 投与する抗がん薬の催吐性リスクに応じた適切な制吐療法を選択する。支持療法の一環として、多職種連携チームで制吐療法を行うことが求められる。

- 医療者による客観的評価には、CTCAE ver.5を用いる。
- 患者の主観的な評価には、痛み評価スケール（VAS、NRS、フェイススケールなど）が用いられることもある。
- 近年では、既存のCTCAEを活かしつつ、患者自身によるアウトカム評価（PRO）の要素を導入し、患者の自己評価にもとづいて有害事象を測定できるPRO-CTCAE™が登場している（→p91）。

投与開始前

1. 制吐薬の選択

- $5-HT_3$受容体拮抗薬（パロノセトロン、グラニセトロンなど）、NK_1受容体拮抗薬（アプレピタント、ホスアプレピタント）、デキサメタゾン、オランザピンの4剤を使い分ける。

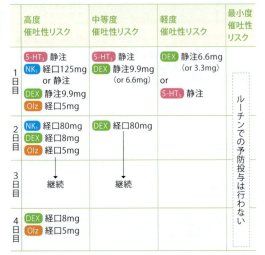

- 5-HT₃：5-HT₃受容体拮抗薬
- NK₁：NK₁受容体拮抗薬
- DEX：デキサメタゾン
- Olz：オランザピン

- オランザピン5mgを1〜4日目の夕食後に投与することが望ましい。糖尿病患者へのオランザピン投与は禁忌であるため、糖尿病患者には従来の3剤併用療法を行う。糖尿病リスク因子(肥満など)を有する患者や75歳以上の高齢者に対するオランザピン投与の安全性は確立されていないため、使用時には血糖上昇や傾眠に十分注意する
- パロノセトロンを用いる場合、デキサメタゾンの投与期間を1日のみに短縮可能(遅発期である2日目以降を省略)。催吐性の高い一部の抗がん薬(AUC≧4のカルボプラチンなど)投与時は、NK₁受容体拮抗薬を加えた3剤併用療法が推奨される

- 多剤併用療法の場合は「最も催吐性リスクの高い抗がん薬」に対する制吐療法を選択する。
- 過去のがん薬物療法における悪心・嘔吐の発現状況、患者関連因子(若年、女性、飲酒習慣なし、乗り物酔いや妊娠悪阻の経験、強い不安など)や患者の置かれた社会状況も考慮して決定する。

2. 予期性悪心・嘔吐の予防

- 最善の対策は、初回治療から悪心・嘔吐を生じさせないことである。そのためには、催吐性リスクを適切に評価し、的確な制吐療法を行うことが重要である。
- 予期性悪心・嘔吐が発現した際は、ベンゾジアゼピン系抗不安薬(ロラゼパム、アルプラゾラム)を治療前日と当日に投与する。

3. セルフケアに関する教育・指導

- 患者自身による症状評価の意義の認識と、治療日誌などによる記録に関する教育を行う。
- 定期的な制吐療法のアドヒアランス維持や、突出性悪心・嘔吐(→p92)への対応について、指導を行う。

投与当日

1. 患者の状態を考慮した薬剤の使用

- 症状を発現した時期・頻度・程度、食事量の変化や心理的要因に関する側面などを評価する。嘔吐がある場合、吐物の量を評価することが重要である。
- 推奨される予防的制吐療法を行っても、悪心・嘔吐を十分抑制できないこともある。標準的な制吐療法を行いつつ、患者の状態を考慮し、適切に対応する。
- 胸やけや消化不良といった症状に対しては、H_2受容体拮抗薬やプロトンポンプ阻害薬の使用を考慮する。

2. 生活・環境における工夫や整備

- 体を締め付ける衣類を避け、ゆったりとした服装を心がける。
- 少量ずつ複数回に分け摂取する、食べやすい形状にする、におい・味つけ・温度などに配慮する。
- においや換気等に対する環境の整備や配慮を行う。

投与開始後

1. 制吐薬の投与経路の選択

- 処方された制吐薬を指示どおり服用できているか確認するととも

に、その治療効果を評価し、患者に対し適切な制吐療法であるか見なおす必要がある。
- 5-HT$_3$受容体拮抗薬とNK$_1$受容体拮抗薬の場合、投与経路が変わっても、悪心・嘔吐の抑制効果と全身作用に基づく副作用に差はない。したがって、患者の状況(アドヒアランスや経口投与の可否、抗がん薬レジメンのスケジュールなど)に応じて適切な投与経路で制吐薬を投与する。

2. 制吐薬の副作用の確認

- 5-HT$_3$受容体拮抗薬とNK$_1$受容体拮抗薬では高頻度で便秘が発現する。そのため、排便状況を確認し、発現時に患者自身で対処できるよう、便秘時指示(便秘治療薬の処方など)を確認しておく。
- オランザピン、ベンゾジアゼピン系抗不安薬(ロラゼパム、アルプラゾラム)、メトクロプラミドを高齢患者や衰弱状態の患者に投与する場合は、傾眠によるふらつき、転倒への注意が必要である。

● ケアのポイント(嘔吐時の対応)

- 抗がん薬投与後48時間以内の吐物には、抗がん薬が含まれる可能性がある。そのため、吐物の処理や、汚染されたリネン類を取り扱う際には十分に注意する。
- 吐物を片付ける際には個人用防護具(使い捨て手袋、ガウン、マスクなど)を着用し、直接触れないようにする。ガーグルベースンは、ディスポーザブル製品もしくはプラスチック製のものにビニール袋をかけて使用する。
- 吐物処理用のバッグも市販されている。凝固剤入りのものや、逆流を防止する機能の付いたものを用いると、嘔吐時の吐物の跳ね返りや逆流を防ぐことができる。

(坪谷綾子)

参考 PRO-CTCAE™(日本語版)

吐き気

a. この7日の間で、吐き気はありましたか?

なかった	ほとんど なかった	ときどき	頻繁に	ほとんど いつも

b. この7日の間で、吐き気は一番ひどい時でどの程度でしたか?

そういうこと はなかった	軽度	中等度	高度	きわめて 高度

嘔吐

a. この7日の間で、嘔吐はありましたか?

なかった	ほとんど なかった	ときどき	頻繁に	ほとんど いつも

b. この7日の間で、嘔吐は一番ひどい時でどの程度でしたか?

そういうこと はなかった	軽度	中等度	高度	きわめて 高度

NCI編、日本臨床腫瘍研究グループ訳:PRO-CTCAE™ 日本語版.
https://healthcaredelivery.cancer.gov/pro-ctcae/pro-ctcae_japanese.pdf
(2025.1.30アクセス)より引用

〈文献〉
1. 日本癌治療学会編:制吐薬適正使用ガイドライン2023年10月改訂 第3版. 金原出版、東京、2023.
2. 日本がん看護学会、日本臨床腫瘍学会、日本臨床腫瘍薬学会編:がん薬物療法における職業性曝露対策ガイドライン2019年版 第2版. 金原出版、東京、2019.

突出性悪心・嘔吐への対応

◆治療の原則
- 制吐薬の予防的投与にもかかわらず発現する悪心・嘔吐のことを突出性悪心・嘔吐という。
- 治療の原則は、予防的投与で使用した制吐薬と、作用機序の異なる制吐薬を追加投与すること。必要時投与ではなく、24時間とおして定期的な投与を積極的に考慮すべき。

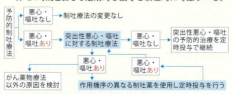

日本癌治療学会編:制吐薬適正使用ガイドライン2023年10月改訂第3版. 金原出版,東京,2023:20.より引用

◆使用が検討される制吐薬

メトクロプラミド（弱い推奨）
- 突出性悪心・嘔吐に対する救済治療（制吐薬の追加）のみならず、あらゆる悪心・嘔吐に対して頻用されている。
- 高度催吐性リスク抗がん薬による治療を受けた際、5-HT_3受容体拮抗薬（パロノセトロン）、NK_1受容体拮抗薬（ホスアプレピタント）、デキサメタゾン3剤併用療法を行ったにもかかわらず突出性悪心・嘔吐を発現した患者を対象に、救済治療薬としてのオランザピンとメトクロプラミドを比較した二重盲検ランダム化比較試験[1-2]では、メトクロプラミドにも一定の悪心・嘔吐抑制効果があったため、突出性悪心・嘔吐に対するメトクロプラミド投与が弱く推奨される。

オランザピン
- 突出性悪心・嘔吐に対する救済治療（制吐薬の追加）を検証したランダム化比較試験[1-2]において、オランザピンの悪心・嘔吐抑制効果は、メトクロプラミドより有意に高かった。
- 突出性悪心・嘔吐に対してオランザピンは有効であるが、オランザピン予防的投与時の救済治療として、オランザピンの追加投与を推奨できる根拠は確認できていない。

◆主な制吐薬一覧

分類	薬剤名	剤形
副腎皮質ステロイド	デキサメタゾン	錠剤・注射剤
5-HT$_3$受容体拮抗薬 (第1世代)	オンダンセトロン グラニセトロン ラモセトロン	フィルム剤・注射剤 錠剤・注射剤 錠剤・注射剤
5-HT$_3$受容体拮抗薬 (第2世代)	パロノセトロン	注射剤
NK$_1$受容体拮抗薬	アプレピタント ホスアプレピタント ネツピタント	カプセル剤 注射剤 注射剤
ドパミン(D$_2$)受容体 拮抗薬	メトクロプラミド	錠剤・液剤・注射剤
	ドンペリドン	錠剤・坐剤
	クロルプロマジン	錠剤・注射剤
多元受容体標的化抗 精神病薬 ドパミン(D$_2$)、5-HT$_{2A,2B,2C}$ 5-HT$_6$、アドレナリン$_{α1}$、 ヒスタミンH$_1$受容体 拮抗作用	オランザピン	錠剤・細粒剤

◆ケアのポイント

- がん薬物療法を外来で受ける患者は増えている。治療日誌などを活用し患者・家族のセルフケア能力を高めることが重要である。
- 救済治療(制吐薬の追加)を行っても悪心・嘔吐が続き、水分摂取ができず、脱水など重篤な症状がある場合はすぐに受診するよう、緊急時の連絡先を伝えておく必要がある。
- 地域医療機関や介護サービスなどとも情報共有や連携を行うなどの支援体制を整備することが求められる。

(坪谷綾子)

〈文献〉
1. Navari RM, Nagy CK, Gray SE. The use of olanzapine versus metoclopramide for the treatment of breakthrough chemotherapy-induced nausea and vomiting in patients receiving highly emetogenic chemotherapy. *Support Care Cancer* 2013；21：1655-63.
2. Radhakrishnan V, Pai V, Rajaraman S, et al. Olanzapine versus metoclopramide for the treatment of breakthrough chemotherapy-induced vomiting in children：An open-label, randomized phase 3 trial. *Pediatr Blood Cancer* 2020；67：e28532.

3 消化器の障害

下痢

【定義】1日の糞便中の水分量が200mL以上、または、1日の糞便200g以上で、頻回で水様の便が排泄される状態。
【アセスメントスケール】CTCAE ver.5（下痢）、ブリストルスケール
【参考ガイドライン】ASCOガイドライン2004（ASCO）

● 発生機序

- コリン作動性作用による腸管蠕動亢進による下痢、腸管粘膜の障害に起因する下痢、分子標的薬等による下痢などがある。

コリン作動性	● 消化管の副交感神経が刺激され、蠕動運動が亢進する
腸管粘膜障害性	● 抗がん薬や代謝物が腸管粘膜を障害することにより下痢が生じる ● 遅発性（投与後24時間以降）下痢の原因となり、炎症を伴うと大量の分泌が生じ、大量の水分が排泄されると重度化する
分子標的薬	● 標的とする分子が発現し、細胞が障害される ● 薬剤により発生機序は異なる
免疫チェックポイント阻害薬	免疫の調整が正常に機能せず、炎症性腸疾患や自己免疫疾患様の副作用を呈することがある（→p102）

- 下痢は、抗がん薬以外の原因によっても生じるため原因の鑑別が重要。

関連する主ながん治療薬

細胞障害性抗がん薬
- イリノテカン
- パクリタキセル
- オキサリプラチン
- カペシタビン
- エトポシド
- ダカルバジン
- ドセタキセル
- S-1
- フルオロウラシル
- シスプラチン
- フルダラビン
- UFT

分子標的薬
- ボルテゾミブ
- アファチニブ
- レンバチニブ
- サシツズマブ ゴビテカン
- ペルツズマブ
- スニチニブ
- ラパチニブ
- アベマシクリブ
- レゴラフェニブ
- エルロチニブ

免疫チェックポイント阻害薬
- イピリムマブ
- ニボルマブ
- ペムブロリズマブ

症状発現時期(めやす)

	投与日	1日	2〜10日	投与終了数か月後
下痢		コリン作動性	腸管粘膜障害	
	免疫チェックポイント阻害薬			

緊急度の見きわめ(鑑別のポイント)

緊急対応が必要	発熱、嘔吐、白血球減少、重度下痢、血便、タール便、激しい腹痛、けいれん
重点的対応が必要	極度の疲労、体重減少を伴う下痢、ロペラミド内服後も持続する下痢、腹痛、食欲不振
慎重な対応が必要	経口摂取量低下、ADL低下、不安、ストレス、スキントラブル

● アセスメントと対応

Point

- 下痢の原因を適切にアセスメントし、感染性・大腸炎などの鑑別をする。
- 事前に下痢が生じやすい薬剤と下痢時の処方を確認する。
- 下痢出現時は早期からロペラミドを内服する。
- 下痢が強いときは脱水予防に努め、食事や水分が摂取できる工夫をする。

投与開始前

- 身体所見、食事の摂取歴、服薬履歴、排便習慣を確認する。
- 下痢治療のアルゴリズム（ASCOガイドライン）を参照し、ロペラミドの内服状況を確認する。

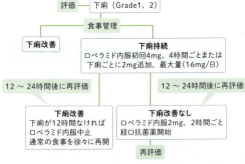

- 上記ASCOガイドラインでは、ロペラミドの内服は「初回4mg、その後は4時間ごとまたは下痢ごとに2mg追加、最大16mg」が推奨されている
〈当院乳腺科でのアベマシクリブによる治療時の処方例〉
- 下痢が生じたときは、ロペラミド2mg/日、下痢持続時は2時間あけて2mg追加可、下痢が止まるまで追加可能（外来で事前処方）

投与中

- 下痢が生じた場合は、原因とタイプを明らかにする。
- 使用する薬剤について、下痢の「発現のしやすさ」を確認する。
- イリノテカンによる治療中、下痢が発症した場合はアトロピン

0.3mg投与、追加投与が可能である。また、繰り返し同様の症状を認めることが多いため、アトロピンの追加投与を検討する。

投与後

- 下痢が生じた場合は、早期よりロペラミド内服を開始する。外来治療の患者に対しては事前に処方し、内服方法を患者へ説明する。
- 緊急対応が遅れることがあるため、下痢が改善しない場合はロペラミドの内服を中止し、消化器内科の受診を検討する。
- 免疫チェックポイント阻害薬による下痢では、ロペラミドの内服を継続することにより対応が遅れることがあるため注意する。

● ケアのポイント

- 必要に応じて、適切な知識を提供し、具体的な対処方法を検討する。
- 下痢が持続している間は、少量ずつ消化のよい食品を摂取する。

好ましくない食品	牛乳・乳製品など、アルコール、サプリメント、刺激の強い食品、冷たい食品
好ましい食品	粥、バナナ、リンゴ、うどん、脂肪の少ない肉・魚(ヒレ、ささみ、あじ、鯛など)

- 消化しやすい調理法(煮る、ゆでる、蒸すなど)を工夫する。
- こまめに水分(経口補水液、スポーツドリンクなど)を摂取し脱水を予防する。
- スキンケア:感染源となることもあるため、スキントラブル回避のため肛門周囲の保清と刺激を避ける。
- セルフケア:腹部を保温する。

(穐山真理)

〈文献〉
1. 佐野陽子, 鮎原秀明:がん患者でみられる副作用 下痢. 調剤と情報:Rx info 2015;12(21):1622-1624.
2. 濱口恵子, 本山清美編:がん化学療法ケアガイド第3版, 中山書店, 東京, 2020:205-214.

3 消化器の障害

便秘

【定義】腸管内容物の通過困難であり、排便回数が減少する。排便が毎日あっても便が固い場合や量が少なく残便感がある場合も含まれる。
【アセスメントスケール】CTCAE ver.5（便秘）、日本語便秘評価度（CAS）、ブリストルスケール
【参考ガイドライン】便通異常症診療ガイドライン 2023-慢性便秘症（日本消化管学会）

● 発生機序

● 大腸機能の異常、腸管の器質的異常、薬剤の副作用に大別される。

機能性便秘	大腸の緊張・蠕動運動の低下により生じる便秘と、腸のけいれん性収縮により生じるけいれん性便秘
器質性便秘	腸管狭窄や閉塞、炎症など腸管の器質的異常による便秘
薬剤性便秘	薬剤の作用による腸管運動の抑制、筋弛緩などによる便秘

● ビンカアルカロイド系薬やタキサン系薬は末梢神経障害を誘発しやすく、腸管の蠕動運動を低下させるため便秘が生じる。

● 関連する主ながん治療薬

● **ビンカアルカロイド系薬**：ビノレルビン、ビンクリスチン、ビンブラスチン
● **代謝拮抗薬**：アザシチジン
● **タキサン系**：パクリタキセル、ドセタキセル
● **アルキル化薬**：ストレプトゾシン、ベンダムスチン、テモゾロミド

- 白金製剤：オキサリプラチン
- 分子標的薬：ボルテゾミブ、アレクチニブ、クリゾチニブ
- サリドマイド

● 症状発現時期（めやす）

	投与日	3日	10日	2週間～終了後12日
分子標的薬			■■■	■■■
タキサン系・白金製剤		■■■	■■■	
ビンカアルカロイド系	■■■	■■■		

● 緊急度の見きわめ（鑑別のポイント）

緊急対応が必要	激しい腹痛や嘔吐、腸閉塞 排ガスの消失、腸蠕動音の異常
重点的対応が必要	腸管の蠕動運動の低下 脱水、高カルシウム血症
慎重な対応が必要	経口摂取量・活動量低下、不安、ストレス

● 抗がん薬以外の薬剤によって生じることもあるため、原因の鑑別が重要。

● アセスメントと対応

Point

- 治療開始前から排便習慣や便秘に対する認識を確認し、緩下薬などによる排便コントロールを行う。
- 便秘は抗がん薬の排泄を遅らせ、便秘以外の副作用の出現や毒性を強めることがある。
- 排便による肛門粘膜障害は、感染巣となる可能性がある。
- 便秘は悪心や食欲不振につながるため、予防が大切である。

投与開始前

1. 患者状態の把握
- 排便回数減少、残便感、硬便、排便困難の有無、食事・水分摂取歴、服薬履歴（緩下薬など）、排便習慣、活動量などを確認する。

2. 使用する薬剤の「便秘の起こしやすさ」の把握
- ビンクリスチンは腸閉塞を発症し、激しい腹痛や便秘などが生じる。
- 支持療法として使用される制吐薬（セロトニン拮抗薬、選択的NK_1受容体拮抗薬）は、腸管運動を抑制するため、便秘が生じる。
- オピオイド製剤使用時は、予防的に緩下薬の内服をしているか確認する（消化酵素の分泌を抑制するため、便秘が生じる）。

3. 排便コントロール
- 治療開始前より、必要時には緩下薬などを使用して排便コントロールを行う。
- 腸管の蠕動運動低下時は、ピコスルファートやセンノシドなどにより大腸を刺激する。
- 慢性便秘の場合は、塩類下剤（マグネシウム製剤）で便を軟化する。
- 腸蠕動運動の低下・硬便による便秘は連動していることが多く、作用機序の異なる薬剤を組み合わせるのがよい。

投与中

- 排便状況や排便に伴う苦痛を確認し、便秘傾向にあるか判断する。
- 食事や水分の摂取を促す。

投与後（症状発生時）

- 便秘治療のアルゴリズムを確認し、排便をコントロールする。

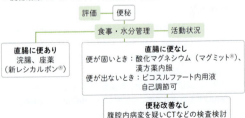

森本卓：便秘. 増田慎三編, 乳がん薬物療法 副作用マネジメント プロのコツ 改訂2版, メジカルビュー社, 東京, 2021：196. より引用

- 便秘を引き起こす薬剤を使用している場合、薬剤調整を検討する。
- 便の切迫があるが排便がない場合や、排便時の強い不快感や残便感がある場合には、腹部の聴診・打診、直腸診を行う必要がある。
- 加齢に伴い、消化液の分泌低下、腸の蠕動運動低下、体内水分量の低下などにより便意が脆弱となるため、治療開始後1か月程度は観察が必要である。

ケアのポイント（予防的セルフケア）

- 患者の日常生活を把握したうえで、便秘の予防について患者と話し合い、下剤による苦痛（蠕動痛など）が生じないように、具体的な指導を行う。
- 食事の工夫も必要である。食物繊維の多い食品（ゴボウ、タケノコ、レンコンなど）、玄米粥、こんにゃく、冷水・牛乳・ヨーグルト、イチジク、リンゴなどを摂取する。
- 水分の摂取を促す。
- 適度な運動を検討する。
- 朝食後やゆとりのある時間帯に毎日排便を試み、条件反射による排便習慣を確立する。
- 緩下剤の選択、1回投与量、1日投与回数、投与時間、タイミングなど、患者が自己調節する。
- 制吐薬が便秘を引き起こす可能性がある。予防として、治療5日後までは緩下薬（ピコスルファート内用液など）を自己調節で内服する。
- オピオイドによる便秘の場合、緩下薬での調整に固執せず、ナルデメジンの使用やフェンタニル製剤へのスイッチを検討する。

(穐山真理)

〈文献〉
1. 日本消化管学会：便通異常症診療ガイドライン2023-慢性便秘症．南江堂，東京，2023.
2. 髙山慎司：がん患者でみられる副作用 便秘．調剤と情報：Rx info 2015；12（21）：1630-1631.
3. 濱口恵子，本山清美編：がん化学療法ケアガイド第3版，中山書店，東京，2020；215-222.

3 消化器の障害

irAE 大腸炎

【定義】免疫チェックポイント阻害薬投与後、消化管に炎症が起こった結果、下痢が生じた状態。細胞障害性抗がん薬による下痢とは対処が異なることに注意。
【アセスメントスケール】CTCAE ver.5（腸炎・大腸炎/下痢）、日本語版便秘評価度（CAS）、ブリストルスケール
【参考ガイドライン】がん免疫療法ガイドライン第3版（日本臨床腫瘍学会）

● 発生機序

- 免疫チェックポイント阻害薬により、過剰な自己免疫反応が誘発された結果、大腸炎が発生すると考えられている。
- 通常（免疫機構のバランスが整っているとき）は、外部からの抗原（細菌など）が侵入すると殺細胞性T細胞が活性し、抗原を攻撃して生体をコントロールしている。しかし、免疫チェックポイント阻害薬によって、殺細胞性T細胞のコントロールがきかなくなり、正常な腸管上皮を攻撃して大腸炎を引き起こすと考えられている。
- irAE（免疫関連有害事象）として消化管に炎症が起こると、症状として下痢が生じる。添付文書などで、すべての重症度を含めると30〜40％と高頻度で、腸穿孔による死亡例も報告されているため、適切なタイミングでの検査・診断・治療が重要である。

● 関連する主ながん治療薬

- イピリマブ
- ニボルマブ
- ペムブロリズマブ
- アテゾリズマブ
- デュルバルマブ
- アベルマブ
- セミプリマブ
- トレメリムマブ

症状発現時期（めやす）

	投与日	4週	10週
下痢			

- 開始4〜10週に発症することが多いが、それ以外のタイミングでも、症状が出現したら注意深くモニタリングし、積極的な検査（内視鏡検査など）をすべきか判断する。

緊急度の見きわめ（鑑別のポイント）

緊急対応が必要	irAEとしての下痢、骨髄抑制に伴う感染性腸炎
重点的対応が必要	コリン作用による早発性下痢、腸管粘膜障害による遅発性下痢 緩下薬・抗菌薬、放射線治療、ダンピング症候群
慎重な対応が必要	経腸栄養注入に伴う下痢、感染性腸炎 がん自体の症状（腸管障害、胆汁酸の分泌障害、ホルモン産生腫瘍）

- 下痢症状は、免疫チェックポイント阻害薬以外でも生じうるため、原因の鑑別が重要となる。
- 重症irAEの可能性を念頭に置いてアセスメントすることが重要。

アセスメント

Point

- サイトメガロウイルスなどの感染性腸炎や、他の薬剤による下痢との鑑別が必要となる。渡航歴や家族内の感染性腸炎の罹患の有無を確認するとともに、さらに血液検査や便培養などの検査を実施し、他の薬剤の使用状況を確認しながら鑑別して診断につなげる。
- いつからどの程度症状が出現しているか、便の性状・腹痛、粘液便や下血・脱水の有無、他の抗がん薬の併用の有無とその種類を把握する。

投与開始前

1. 普段の排便状況の把握
- これまでの排便の頻度や性状をふまえ、==異常な排便状況とはどのような状態か==、患者が理解できるように共有しておく。
- 体質(食物での排便変化など)や緩下薬の服用状況も聴取する。
- 食生活へのサポートが必要な場合は栄養士の協力を得る。

2. 併用薬剤などの把握
- 免疫チェックポイント阻害薬は、他の細胞障害性抗がん薬と併用することがある。
- 併用薬の副作用として下痢が生じる可能性がある場合、止痢薬(ロペラミドなど)で対応すると適切な治療開始が遅れ、重症化する可能性があるため注意する。

下痢が生じやすい併用抗がん薬

- **細胞障害性抗がん薬**:ピリミジン拮抗薬、イリノテカンなど
- **分子標的薬**:エルロチニブ、アファチニブ、レゴラフェニブなど

3. セルフモニタリング・対応への支援
- 治療日誌などを活用し、自宅で、患者が日々の体調を記録できるように指導し、症状の早期発見に役立てる。
- 自宅などで下痢・腹痛などの症状を自覚した場合には、早期に医療機関へ連絡するように説明しておく。

投与開始後

- 外来受診のタイミングで、患者がセルフモニタリングできているか確認し、不足している場合は、症状を早期発見するために重要であることを再度説明し、行動できるように支援する。
- 適切にセルフモニタリングできていた場合は、患者へフィードバックし、継続することがirAEの早期発見につながり、安全な治療につながっていることを伝え、行動継続をサポートする。

● ケアのポイント(発症時)

❶治療
- Grade1であれば、脱水に注意して水分補給などの支持療法に努め、経過観察する。

- Grade2以上の場合は消化器専門医へ相談し、症状が3日以上続く場合は、ただちにステロイド全身投与を開始する。
- ステロイド全身投与開始後は、不眠、精神症状、血糖異常などの副作用症状に注意して観察する。
- 高容量のステロイド全身投与を行っても症状が改善しない場合は、インフリキシマブの投与を検討する。

❷ケア
- 下痢症状出現後は、症状の程度を注意深く観察し、脱水症状や発熱の有無などの全身状態に気を配り、身体の保清や環境調整のもと症状緩和に努める。
- 排泄に伴う症状については、羞恥心を伴うことで報告が遅れる可能性があるため、早期治療に必要な症状報告であることを説明しながら、心理面へのサポートも配慮する。

(長崎礼子)

〈文献〉
1. 日本臨床腫瘍学会編:がん免疫療法ガイドライン第3版. 金原出版, 東京, 2023.
2. 河知あすか:免疫チェックポイント阻害薬の副作用マネジメント 大腸炎・下痢・消化管障害. がん看護2018;23(7):659-662.
3. 小林一男:明日から使える免疫関連有害事象マネジメント 大腸炎, 下痢. がん看護 2022;27(2):166-170.

4 腎・泌尿器の障害

腫瘍崩壊症候群（TLS）

【定義】がん治療により、大量の腫瘍細胞が急速に破壊されることで引き起こされる代謝異常の総称。血液生化学検査の異常値のみで臨床症状を呈さないLTLS（laboratory TLS）と、臨床症状を伴うCTLS（clinical TLS）の2つに分類される。
【アセスメントスケール】Cairo-Bishop分類
【参考ガイドライン】腫瘍崩壊症候群（TLS）診療ガイダンス改訂第2版（日本臨床腫瘍学会）

● 発症機序

- 腫瘍細胞が崩壊するときには、細胞内に存在する核酸、カリウム、リン、サイトカインが血中に放出される。しかし、通常、それらの代謝産物は尿中に排泄され、血中に蓄積することはない。
- 腫瘍細胞が急速に崩壊した場合、尿中排泄能を超えた大量の代謝産物が急激に血中へ放出されることになり、高尿酸血症、高カリウム血症、高リン血症、低カルシウム血症となり、種々の病態が生じる。

● 関連する主ながん治療薬

- 造血器腫瘍と比べ、固形がんにおけるTLSはまれとされている。レジメンや原疾患によりTLSのリスク分類がなされる。

特にTLSリスクが高いレジメン[1]

- 急性骨髄性白血病の寛解導入に用いられるIDR＋AraC（イダルビシン＋シタラビン）
- 急性リンパ性白血病に用いられるHyperCVADなど

症状発現時期（めやす）

	投与開始	24時間	46時間	72時間
TLS			12〜72時間以内の発症が多い	

- バーキットリンパ腫や急性白血病では治療前に発症することもある。

緊急度の見きわめ（気をつけたい症状）

緊急対応が必要	致死的不整脈、神経筋症状、急性腎障害、意識レベル低下
重点的対応が必要	電解質異常による症状（脱力感、悪心・嘔吐、食欲低下、尿量低下、浮腫、高血圧、下痢、傾眠、けいれん、抑うつ、低血圧、不整脈、不安、倦怠感など）
慎重な対応が必要	治療前からの腎機能障害、感染・脱水の併存、体重増加

 参考 **LTLSとCTLS**

- LTLSは、<u>高尿酸血症・高カリウム血症・高リン血症</u>のいずれか2つ以上が、がん薬物療法開始3日前〜開始7日後に認められる状態を指す。
- CTLSはLTLSに加え、腎機能障害・不整脈・突然死・けいれんのいずれかを認めた場合を指す。

LTLS	下記の2個以上ががん薬物療法の開始3日前〜開始7日後に認められる ● 高尿酸血症：基準値上限を超える ● 高カリウム血症：基準値上限を超える ● 高リン血症：基準値上限を超える
CTLS	LTLSに加えて、下記のいずれかの臨床症状を伴う ● 腎機能：血清クレアチニン≧1.5×基準値上限 ● 不整脈、突然死　● けいれん

アセスメントと対応

> **Point**
> - TLS発症リスクの高い薬剤を使用する場合、好発時期(投与12〜72時間以内)の検査データの推移を注意深く観察する。
> - 多くの場合、初期は無症状で、電解質異常が進行したことに伴って種々の症状が出現してくる。

投与開始前

1. TLS発症リスクを把握する
- TLSのリスク評価は、<u>LTLSの有無</u>、<u>原疾患の種類</u>、<u>腎機能障害・腎浸潤の有無</u>によって構成されている。

高リスク	● 高悪性度リンパ腫(バーキットリンパ腫、リンパ芽球性リンパ腫) ● 中悪性度リンパ腫(びまん性大細胞型B細胞リンパ腫、マントル細胞リンパ腫、組織学的進展をきたした低悪性度リンパ腫)でLDH≧正常上限かつバルキー病変がある場合 ● 急性骨髄性白血病(白血球数≧10万μL)など
中等度リスク	● 腫瘍量が多い・がん薬物療法の感受性が高い固形がん(神経芽腫、胚細胞腫瘍、肺小細胞がんなど)など
低リスク	● 固形がんなど

2. TLSリスクについて患者に説明する
- TLSの発症リスクは原疾患の種類や治療開始時の患者の状況によって大きく異なるため、患者個々の状態に即したリスクの説明が必要となる。
- 自覚症状出現時にはすみやかに医療者に報告するよう指導する。

3. TLS予防の必要性を患者に説明する
- TLS予防のために行う<u>大量補液や利尿薬投与</u>の必要性を説明する。
- 患者の状態に応じて、尿器やポータブルトイレ、トイレへの移動介助などの支援を検討する。

投与中・後

1. 代謝異常のモニタリングを行う

- 高尿酸血症、高カリウム血症、高リン血症および二次性低カルシウム血症など、各代謝異常のモニタリングを行う。
- 高カリウム血症や低カルシウム血症は、時に致死的不整脈、神経筋の過敏症をきたす。心電図モニタリングを行うとともに、テタニーやけいれんなどの自覚・他覚症状の有無を観察する。
- 十分な利尿が得られているか確認する。尿量低下時には急性腎障害の可能性を考慮して観察を行い、すみやかに医師へ報告する。

● ケアのポイント(予防)

- TLSに対する予防策は、採血(血液生化学検査)・尿量(水分出納バランス)などのモニタリング、十分な補液と利尿の維持、高尿酸血症に対する予防投与の3つが主体である。
- **高リスクの場合**:薬物療法開始〜終了24時間は頻回なモニタリングと大量補液、ラスブリカーゼの投与を行う。
- **中等度リスクの場合**:薬物療法開始〜終了24時間は、8〜12時間ごとのモニタリングと大量補液、アロプリノールもしくはフェブキソスタットの投与を行う。

(岡林 透)

〈文献〉
1. 日本臨床腫瘍学会編:腫瘍崩壊症候群(TLS)診療ガイダンス改訂第2版.金原出版,東京,2021.
2. がん看護学会監修,森文子,大矢綾,佐藤哲文編:オンコロジックエマージェンシー 病棟・外来での早期発見と帰宅後の電話サポート.医学書院,東京,2016.

4 腎・泌尿器の障害

出血性膀胱炎

【定義】出血を伴い発症する膀胱の炎症。
【アセスメントスケール】CTCAE ver.5(非感染性膀胱炎)
【参考ガイドライン】重篤副作用疾患別対応マニュアル 出血性膀胱炎(厚生労働省)

● 発症機序

- アルキル化薬に分類されるマスタード類(シクロホスファミド、イホスファミド)は、肝で代謝される。その活性代謝産物(アクロレイン)が腎から尿中に排泄される際、直接的に尿路上皮細胞を障害する。尿中に排泄されたアクロレインは、尿路上皮細胞に取り込まれ、細胞質内で活性酸素物質を誘導して核内に取り込まれ、それがDNAを損傷して尿路上皮細胞を障害するとされている。
- イホスファミドはシクロホスファミドより出血性膀胱炎の頻度が高いとされる。イホスファミドの代謝物クロロアセトアルデヒドは、急性・慢性に腎毒性があり、糸球体や尿細管にも障害を及ぼす。
- 免疫チェックポイント阻害薬(ニボルマブ、ペムブロリズマブ、アテゾリズマブ)でも生じるとの報告[1]がある。

● 関連する主ながん治療薬

- ブスルファン
- シクロホスファミド
- イホスファミド
- チオテパ
- ニボルマブ
- ペムブロリズマブ
- アテゾリズマブ　など

症状発現時期（めやす）

	投与開始	1週間	2週間
マスタード類		投与翌日～数日以内の発症が多い	
免疫チェックポイント阻害薬		数週間～数か月後に発症することも	

緊急度の見きわめ（血尿の鑑別ポイント）

緊急対応が必要	免疫抑制状態における血尿（ウイルス感染に伴うもの）、重篤化した放射線性膀胱炎、膀胱タンポナーデ ●バイタルサインに変調をきたす血尿、血塊による尿路閉塞は緊急対応が必要
重点的対応が必要	薬剤性の出血性膀胱炎、泌尿器科領域の手術・処置後、骨盤内臓器（子宮、膀胱、直腸など）に対する放射線治療中・後、尿管結石・膀胱結石がある場合 ●血性が増悪している場合は要注意
慎重な対応が必要	術後の膀胱留置カテーテル抜去後 ●一過性の血尿の場合、緊急度は高くない

アセスメントと対応

Point

- 抗がん薬投与以外の原因によって生じる可能性もあるため鑑別が必要となる。
- 特に、移植患者などにおける免疫抑制状態では、アデノウイルス、BKウイルス、サイトメガロウイルスなどにより、難治性の出血性膀胱炎を発症することがある。
- 放射線性膀胱炎の重篤化によって出血を呈することもあるため、放射線治療歴の確認が必要である。

治療開始前

- 出血性膀胱炎のリスクと初期症状（血尿・頻尿・排尿困難・尿意促迫・排尿痛）について患者に説明する。
- 使用する抗がん薬の種類を把握し、メスナ（アクロレインの中和剤）の投与時間を確認し、確実に投与する。

治療中・後

- 尿性状・尿量、膀胱刺激症状の観察を行う。

膀胱刺激症状

- 頻尿
- 排尿時痛
- 残尿感
- 尿意切迫感
- 下腹部痛　など

- 高用量のシクロホスファミドやイホスファミドを投与する際には、少なくとも1日2Lの飲水を励行し、夜間も1度は排尿（膀胱内を空にするため）することを説明する。

● ケアのポイント（症状出現時の対応）

- 膀胱炎による疼痛がある場合には、鎮痛薬投与などによる疼痛マネジメントを行う。
- 出血が強い場合には、血塊により尿路が閉塞する可能性があるため、尿道カテーテルを留置し、生理食塩水による膀胱持続灌流を行うことがある。

（岡林　透）

〈文献〉
1. 厚生労働省：重篤副作用疾患別対応マニュアル　出血性膀胱炎. https://www.mhlw.go.jp/topics/2006/11/dl/tp1122-1n05-r03.pdf（2025.1.30アクセス）

腎・泌尿器の障害

浮腫

【定義】上肢または下肢への過剰な水分貯留による腫脹。
【アセスメントスケール】CTCAE ver.5（四肢浮腫）、浮腫のアセスメントスケール
【参考ガイドライン】なし

● 発症機序

- 以下の種々の原因によって、血管から間質への体液移動の増加と、間質から毛細血管またはリンパ管への体液移動の減少のいずれかによって生じる[1]。

浮腫を引き起こす原因

- 毛細血管圧の上昇
- 血漿膠質浸透圧の低下
- 毛細血管浸透圧の亢進
- リンパ管の閉塞・発育不全・運搬経路の異常
- その他（年齢、代謝異常による皮膚の弾性低下、内分泌疾患）

● 関連する主ながん治療薬

- ドセタキセル
- パクリタキセル（アルブミン懸濁型）
- イマチニブ
- プレドニゾロン
- 免疫チェックポイント阻害薬

症状発現時期(めやす)

	投与開始
浮腫	不明

緊急度の見きわめ(鑑別のポイント)

緊急対応が必要	血栓症、感染症、腎疾患、心不全、肝不全、甲状腺疾患、アレルギー、熱傷 ● 急な発症や発熱・息切れ・疼痛を伴う場合、片側性である場合は急性疾患の可能性がある
重点的対応が必要	低アルブミン血症、高ナトリウム血症、慢性静脈不全症、タンパク漏出性胃腸症、静脈瘤
慎重な対応が必要	リンパ浮腫、低栄養、がん悪液質、過剰輸液

アセスメントと対応

Point

- 定期的に体重測定を行うことで、症状の早期発見・対処が可能となる。
- 感染予防のため、皮膚の保湿を行って、皮膚障害を防ぐことが大切である。

治療開始前

- 併存疾患、既往歴、リンパ節切除の有無、薬歴(ホルモン剤の服用歴など)、リスク因子(低栄養、感染、肥満など)を確認する。
- ドセタキセルの前投薬としてデキサメタゾン(16mg/日、8 mg 1日2回)などを投与前日から3日間単独経口投与することが望ましい[2]。

治療中・発症時

- 定期的に(疑われる際には毎日)体重測定を行う。
- 上肢・下肢を挙上する。就寝時に、心臓より5～10cm程度足が高くなるようにタオルや布団などを足の下に敷く。
- 弾性ストッキングの使用を考慮する。使用により皮膚障害が出現することもあるので注意する。
- 保温する。低温やけどには注意。
- 塩分の摂り過ぎに注意する。

● ケアのポイント

- 皮膚の保湿を推奨する。
- 保湿剤の「正しい塗りかた(塗布量・使用回数)」を指導する。塗布量が不十分な場合も少なくないため、FTU(フィンガーチップユニット)を用いるなど、具体的に十分な量を説明する。

FTU(フィンガーチップユニット)

チューブ入り軟膏の場合
1FTU＝成人の示指の先端から第1関節まで絞り出した量
＝約0.5g(両方の手掌に塗る量)

ローションの場合
1FTU＝1円玉大
＝約0.5g(両方の手掌に塗る量)

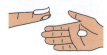

(此松晶子)

〈文献〉
1. 奥野和美：下肢浮腫. 大西和子, 飯野京子, 平松玉江編, がん看護学 第2版, ヌーヴェルヒロカワ, 東京, 2018：268-272.
2. Piccart MJ, Klijn J, Paridaens R, et al. Corticosteroids significantly delay the onset of docetaxel-induced fluid retention: final results of a randomized study of the European Organization for Research and Treatment of Cancer Investigational Drug Branch for Breast Cancer. *J Clin Oncol* 1997; 15(9): 3149-55.

4 腎・泌尿器の障害

irAE 腎障害

> **【定義】** 急性腎障害は、原因病態によって腎前性・腎性・腎後性に分類される。薬剤性の場合は腎性（尿細管間質障害型）であり、免疫チェックポイント阻害薬によるものは間質性腎炎（ICI-AIN）と呼ばれる。
> **【アセスメントスケール】** CTCAE ver.5（クレアチニン増加）
> **【参考ガイドライン】** がん免疫療法ガイドライン第3版（日本臨床腫瘍学会）、がん薬物療法時の腎障害診療ガイドライン2022（日本腎臓学会、日本癌治療学会、日本臨床腫瘍学会他）

● 発症機序

- Tリンパ球や自己抗体、サイトカイン関連など、以下に示すいくつかの機序が想定されているが、どれが主体かは不明である。
  1. がんや正常組織の抗原に対するT細胞の活性亢進
  2. 炎症性サイトカインの増加による既存の自己抗体増加
  3. 薬剤感作T細胞の活性化
  4. 尿細管細胞のPD-L1発現による免疫寛容システムの破綻など
- 免疫関連腎障害の発症頻度は2.2〜5.0%である[1]。約半数の患者には、腎障害発症前に、他臓器のirAE（皮膚や甲状腺、大腸など）が出現している。

● 関連する主ながん治療薬（免疫チェックポイント阻害薬）

- **PD-1阻害薬**：ニボルマブ、ペムブロリズマブ
- **CTLA-4阻害薬**：イピリムマブ
- **PD-L1阻害薬**：アテゾリズマブ、アベルマブ、デュルバルマブ

など

● 症状発現時期（めやす）[2]

	投与開始	1か月	2か月	3か月	4か月
CTLA-4阻害薬	投与から発症までの期間は91日(21〜245日)投与終了後に出現する可能性も		6〜12週に出現		
PD-1阻害薬				3〜12か月に出現	

● 緊急度の見きわめ（鑑別のポイント）

緊急対応が必要	腫瘍崩壊症候群 膀胱直腸障害（骨転移など）、神経因性膀胱（神経系のがん）
重点的対応が必要	免疫関連腎障害（irAE） 水腎症、尿路感染、骨盤内手術後の神経損傷
慎重な対応が必要	支持療法薬の副作用、心因性など

● アセスメントと対応

Point

- 治療の前・中・後どの時期においても、検査所見の観察が重要となる。
- 血液検査（クレアチニン、シスタチンC、尿素窒素、ナトリウム、カリウム、クロール）、尿検査（尿タンパク、尿潜血、尿比重、尿沈渣、尿中クレアチニン）の異常の有無を確認する。
- クレアチニン上昇がみられた場合、Grade2以上では腎生検が必要となる。

投与前

- 普段の食生活について確認する。
- 併用薬、健康食品やサプリメントの使用状況を確認する。

- 免疫関連腎障害発症のリスク因子の有無を把握する。

> **リスク因子**
> - eGFR<30
> - PPIの使用
> - 高血圧
> - ICI併用治療(免疫チェックポイント阻害薬と放射線療法、抗がん薬の併用)
> - 他臓器にirAEが生じている　など

- 定期的にバイタルサイン測定と体重測定を行う。
- 症状のセルフモニタリングが行えるよう指導し、症状出現時にはすみやかに医療者に報告するように伝える。

投与中

- 症状の有無と検査値を確認する。

症状	● 末梢浮腫　● 皮疹　● 発熱 ● 疲労　● 悪心　● 尿量減少 ● 血尿　● 排尿困難など	早期は無症状の場合が多く、血清クレアチニンの上昇が重要なサインとなる
検査値	● 血清クレアチンの上昇 ● タンパク尿 ● 膿尿　● 好酸球増多など	

❶クレアチニン上昇時

- 体外循環の必要性を確認する。
- 腎後性・腎前性・他の原因(他の薬剤の投与歴、造影剤の使用歴など)を除外する。
- クレアチニン上昇の程度に応じた対応を行う。

Grade1 (>ULN-1.5×ULN)	● 免疫チェックポイント阻害薬の投与継続 ● 3～7日ごとに観察
Grade2 (>1.5-3.0×ULN)	● 免疫チェックポイント阻害薬は投与中止 ● プレドニゾロン投与(0.5～1mg/kg)を開始 ● 1週間で不応ならプレドニゾロンを増量(1～2mg/kg)し、腎生検を施行
Grade3 (>1.5-3.0×ULN)	● 免疫チェックポイント阻害薬は投与中止 ● プレドニゾロン投与(1～2mg/kg)もしくは腎生検を施行 ● 1週間で不応なら、日本では適応外使用となるが、免疫抑制薬の追加を検討

❷irAEと確定した場合

- 定期的なバイタルサイン測定、体重測定を行う。
- 必要に応じて尿量測定を行う。
- 症状の有無と程度、検査値の変化を確認する。

症状	●浮腫　●尿量減少　●血尿　●発熱 ●悪心　●疲労　●皮疹　など
検査	●血液検査（血清クレアチニン、尿素窒素、電解質 　[Na、K、Cl]） ●尿検査一般（尿タンパク、尿比重、潜血、沈渣　など） ●尿細管マーカー（$\beta 2$-MG、$\alpha 1$-MG、尿NAG） ●画像検査（エコー、CT）
その他	●感染症の有無 ●がん自体の増悪の有無

- 腎生検を行う場合には、検査の流れや注意事項について説明する。
- 腎臓内科など専門診療科へコンサルトされているか確認する。
- ステロイド治療が開始されたら確実に与薬し、副作用の観察も開始する。
- ステロイドの副作用と対処について患者教育を行う。
- 症状の変化があれば、医療者に報告できるよう、セルフモニタリング継続の必要性を説明することも大切である。

● ケアのポイント（irAEへの治療開始後）

- 症状の有無と程度、検査値の変化について確認する。
- ステロイドを確実に服用できているか、副作用が出現していないか確認する。

ステロイドの副作用

- 日和見感染症
- 消化性潰瘍
- 続発性骨粗鬆症
- 高血糖　など

- 今後のがん治療への方針について説明されることが予測されるため、心理面に寄り添い、納得のいく意思決定ができるように支援する。

- 免疫チェックポイント阻害薬の投与を再開する場合には、irAE再燃のリスクも患者と共有し、異常時にはすぐに報告するよう説明する。

〔土井久容〕

〈文献〉

1. Cortazar FB, Marrone KA, Troxell ML, et al. Clinicopathological features of acute kidney injury associated with immune checkpoint inhibitors. *Kidney Int* 2016; 90: 638-647.
2. Brahmer JR, Lacchetti C, Schneider BJ, et al. Management of Immune-Related Adverse Events in Patients Treated With Immune Checkpoint Inhibitor Therapy: American Society of Clinical Oncology Clinical Practice Guideline. *J Clin Oncol* 2018; 36: 1714-1768.
3. 日本臨床腫瘍学会編:がん免疫療法ガイドライン第3版. 金原出版, 東京, 2023.

5 肝障害

HBV（B型肝炎ウイルス）再活性化

【定義】B型肝炎ウイルス（HBV）感染患者において、免疫抑制・がん薬物療法などによりHBVが再増殖すること。
【アセスメントスケール】HBV-DNA、ALT、HBs抗原、HBs抗体、HBc抗体
【参考ガイドライン】B型肝炎治療ガイドライン第4版（日本肝臓学会）

発症機序

- 免疫抑制やがん薬物療法により、HBVが再増殖する（再活性化）と、ウイルス感染細胞を排除しようとする宿主の免疫応答により、肝細胞障害・肝炎が生じる。

```
がん薬物療法 → HBV-DNAの増加 → （IgM-HBc抗体上昇）
              ＝再活性化の診断
            → ALT上昇・肝炎発症
```

関連する主ながん治療薬

免疫抑制作用のある薬剤

- **分子標的薬**：リツキシマブ、オビヌツズマブ、エベロリムス、テムシロリムス、モガムリズマブ、ボルテゾミブ、イマチニブ、ニロチニブ、ダサチニブ
- **細胞障害性がん薬**：フルダラビン、メトトレキサート　など
- 副腎皮質ステロイド薬

免疫賦活作用のある薬剤

- 免疫チェックポイント阻害薬　など

● 症状発現時期

	投与開始	投与終了	6か月	12か月
免疫抑制作用のある薬剤		治療終了後に出現することが多い		
免疫賦活作用のある薬剤	投与中にも注意が必要			

● 緊急度の見きわめ（鑑別のポイント）

緊急対応が必要	劇症肝炎（発症すると急性肝不全から死に至る可能性がある） ● 肝炎のうち初発症状出現後8週以内に高度の肝機能異常に基づいて昏睡Ⅱ度以上の肝性脳症をきたし、プロトロンビン時間が40%以下を示すもの
重点的対応が必要	—
慎重な対応が必要	脂肪肝、薬剤、飲酒、感染症、肝転移など

● アセスメントと対応

Point

- HBV再活性化による肝炎は、重症化しやすいだけでなく、肝炎発症によって原疾患の治療が困難になる。そのため、発症そのものを阻止することが最も重要である。
- がん薬物療法実施前に、全例にHBV感染のスクリーニングを行い、ハイリスク患者には継続的なモニタリングと核酸アナログの予防的投与を実施する。

投与開始前

- がん薬物療法を予定しているすべての患者にHBV感染をスクリーニングする。

- 再活性化リスクの高さは「慢性活動性肝炎＞非活動性キャリア＞既往感染」となる。

HBVキャリア	●HBs抗原陽性
既往感染者	●HBs抗原陰性 ●HBs抗体・HBc抗体いずれか、または、両者が陽性

- 再活性化リスクの高さによって、とるべき対応が異なる。

投与中

- 核酸アナログ製剤投与の対象者に対しては、投与が継続されているか確認する。
- DNAモニタリング対象者には、1〜3か月ごとに検査されているか確認し、DNA量が20IU/mL（1.3Log IU/mL）以上になったら核酸アナログ製剤の投与を開始する。

投与後

- がん薬物療法終了後、免疫が回復する際に肝炎を発症する可能性がある。
- 核酸アナログ製剤の投与終了やHBV-DNAなどのモニタリングは、ガイドラインを参照して慎重に行う。

> 再活性化させないことが最も大切

● ケアのポイント

- HBV-DNA増加がみられたら、すみやかに肝臓専門医と相談する。
- 免疫チェックポイント阻害薬治療中にirAE（免疫関連有害事象）が生じると、副腎皮質ステロイドを使用することになる。そのため、irAE治療後も、HBV再活性化に注意する。
- モニタリング対象者が治療終了後も通院継続できるよう支援する。
- 核酸アナログを服用している患者に対し、確実に内服継続できるよう支援する。

HBV再活性化リスク別の予防対策

- HBs抗体のみ陽性の場合、HBVワクチン接種によって陽性となっている可能性がある（医療者など）。抗体価が低い場合は再活性化のリスクありと判断する。
- HBc抗体のみ陽性の場合、再活性化のリスクが高いと判断する。
- 以下に、ガイドライン[1]のポイントをまとめる。

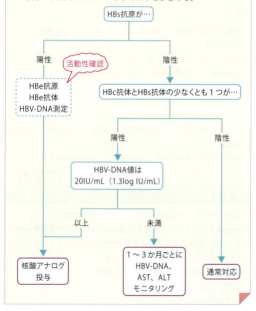

（安島亜矢子）

〈文献〉
1. 日本肝臓学会編：B型肝炎治療ガイドライン第4版．https://www.jsh.or.jp/lib/files/medical/guidelines/jsh_guidlines/B_v4.pdf（2025.1.30アクセス）．

5 肝障害

irAE 肝機能障害

【定義】免疫チェックポイント阻害薬(ICI)の投与により、自己免疫性の肝障害を生じた病態。
【リスクアセスメントスケール】CTCAE Ver.5(AST、ALT、総ビリルビン)
【参考ガイドライン】がん免疫療法ガイドライン第3版(日本臨床腫瘍学会)

● 発症機序

- 免疫チェックポイント阻害薬(ICI)が、以下の機序により、正常臓器に対して過剰な免疫反応を起こすことで生じる。

考えられている代表的な機序

- T細胞の活性化
- 炎症サイトカインの増加
- 交差反応
- ICIの直接作用
- 活性化されたB細胞が介在することによる自己抗体産生

● 関連する主ながん治療薬

- **PD-1阻害薬**:ニボルマブ、ペムブロリズマブ、セミプリマブ
- **PD-L1阻害薬**:デュルバルマブ、アテゾリズマブ、アベルマブ
- **CTLA-4阻害薬**:イピリムマブ、トレメリムマブ
- 単剤療法では「CTLA-4阻害薬>PD-1/PD-L1阻害薬」だが、併用療法で頻度が上昇する。

● 症状発現時期（めやす）

	投与開始	4週	8週	12週	16週	20週
併用療法				併用療法は単剤療法より早期に出現		
CTLA-4阻害薬						
PD-1/PD-L1阻害薬						

- 一般的に、CTLA-4阻害薬はPD-1/PD-L1阻害薬より症状発現時期が早い。
- ただし、いつ発症するか予測がつかないことを念頭に置き、投与中〜投与終了後も注意が必要。

● 緊急度の見きわめ（鑑別のポイント）

緊急対応が必要	**HBV/CMV再活性化** 急性ウイルス性感染症、がんに関連した血栓塞栓症、ショック肝、筋炎/心筋炎
重点的対応が必要	薬剤性肝障害（ICI以外による） アルコール性肝炎
慎重な対応が必要	原病の悪化

- 肝酵素上昇は、さまざまな病態から生じるため、原因の鑑別が重要となる。

● アセスメントと対応

Point

- 無症候の肝酵素上昇で発見されることが最も多いため、定期的に血液検査が実施されているか確認する。
- irAE（免疫関連有害事象）以外にも多様な病態があることを念頭に置く。
- 食品、アルコール、薬剤（サプリメントを含む）の摂取について問診する。

投与開始時

1. リスクの把握
- 肝機能低下の有無、肝転移や肝がんの有無、肝臓・胆管の手術歴の有無、既往歴（ウイルス性肝炎など）の有無を確認する。
- 併用するがん治療薬（細胞障害性抗がん薬、分子標的薬）の有無を確認する。
- がん治療薬以外の併存薬、民間療法・サプリメント・漢方薬などの使用の有無（治療開始後に飲みはじめたものはないか）、飲酒歴、肥満、糖尿病について確認する。

2. 患者教育
- 治療開始前には、セルフモニタリング方法、医療機関への連絡方法について具体的に説明する。
- 倦怠感、黄疸、悪心・嘔吐、食欲不振、瘙痒感、発熱などの症状が出現したときは、自己判断せずに、治療をしている医療機関へ連絡して対応を相談するように説明する。

投与継続中

- 定期的な血液検査結果、自覚症状の有無を確認し、診療録に記載する。
- 症状がなくても、セルフモニタリングを継続するように説明する。
- 生活上の変化（飲酒量の増加、暴飲暴食など）の有無を確認し、改善できるようにはたらきかける。

症状出現時

1. 重症度に応じた対応
- 指示された対処法をすみやかに実施する[1]。

❶ Grade1：ASTまたはALT ≦ 3倍、総ビリルビン ≦ 1.5倍）
- ICIの投与を継続する。
- 肝機能モニタリングを継続する。
- 肝機能悪化時はGrade2〜4の対処法で治療する。

❷ Grade2：ASTまたはALT：3〜5倍、総ビリルビン：1.5〜3倍）
- ICIの投与を中止する。
- 肝機能モニタリングを継続する。
  - ★ベースラインに改善したら肝機能モニタリングを行いながら投与再開
- 症状が5〜7日を超えて持続または悪化した場合は、ステロイ

ド投与を開始する。
- ★0.5〜1.0mg/kg/日の経口メチルプレドニゾロンまたは等価量のステロイドを投与
- ★肝機能がGrade1またはベースラインに改善したら、少なくとも4週間以上かけてステロイドを漸減
- 日和見感染症に対する抗菌薬予防投与を考慮する。
- メチルプレドニゾロン10mg/日以下まで減量できたら投与再開を検討する。

❸ Grade3・4：ASTまたはALT：5倍以上、総ビリルビン：3倍以上
- ICIの投与を中止する(再開しない)。
- 1.0〜2.0mg/kg/日の静注メチルプレドニゾロンまたは等価量のステロイドを投与する。
  - ★Grade2に改善した場合：少なくとも4週間以上かけてステロイドを漸減
  - ★3〜5日を超えて持続または悪化した場合は以下を考慮
  - ①ミコフェノール酸モフェチル1gの1日2回投与(保険適用外)
  - ②3〜5日以内に反応が認められない場合は他の免疫抑制薬使用を考慮する
- 日和見感染症に対する抗菌薬の予防投与を行う。
- 消化器内科専門医と相談する。

2. 患者教育
- 自覚症状がない場合でも、血液検査データから、自身に起きていることを理解できるように支援する。
- 患者の活動状況を把握し、安静を保つ生活を心がけるように説明する。

❶食事の工夫
- 肝機能障害のリスクのある食品の摂取は避けるように説明する。

❷皮膚の瘙痒感出現時
- 皮膚の保湿、擦過傷の予防方法を伝える。

● ケアのポイント(ICI投与中止時)

❶投与休止時
- ICI投与を休止することによる原病悪化への不安に対し、心理的サポートを行う。
- 薬剤師と協働し、指示された処方を確実に服用しているか確認する。
- 入院加療・肝生検が必要な場合、関連病棟・関連施設と連携して対応する。

❷治療再開時

- 異なる部位のirAEが出現しうることをふまえ、セルフモニタリングを継続するように伝える。
- 自己判断の危険性、医療機関への連絡方法については繰り返し伝えていく。

〔玉木秀子〕

〈文献〉
1. 日本臨床腫瘍学会編：がん免疫療法ガイドライン第3版．金原出版，東京，2023：52-57．
2. 峯村信嘉：免疫関連有害事象irAEマネジメント 膠原病科医の視点から．金芳堂，京都，2022：328-379．
3. 佐々木常雄監修，下山達，三浦里織編：がん薬物療法看護ベスト・プラクティス第3版．照林社，東京，2020：335-340．

6 肺障害

薬剤性間質性肺炎

【定義】薬剤と関連した肺障害のうち、肺胞壁や間質の炎症によって肺胞壁が厚く硬く(線維化)なり十分なガス交換ができなくなるもの。
【アセスメントスケール】CTCAE ver.5(肺臓炎)
【参考ガイドライン】なし

発症機序

- 発症機序は不明だが、<u>直接的な細胞障害によるもの</u>と、<u>免疫学的な機序を介した過敏反応</u>の2つが推定されている[1]。
- **細胞障害性**:薬剤により肺の細胞自体が傷害を受けて生じるもの。医薬品を使用してからゆっくり(数週間〜数年)発症することが特徴である。
- **過敏反応性**:薬剤に対する一種のアレルギーのような免疫反応が原因となるもの。ハプテンといわれる不完全抗体が関連しており、多くは医薬品の使用後早期(1〜2週間程度)に発症するといわれている。

関連する主ながん治療薬

- すべての薬剤において起こり得る可能性がある。
- ここでは、添付文書上で3%以上に発現するとの報告がある薬剤をまとめる(免疫チェックポイント阻害薬は→p134参照)。

細胞障害性抗がん薬

- ペメトレキセド(3.6%)
- ブレオマイシン(10%)……総投与量400〜500mg/m^{2}で発症リスクが高い(基礎疾患を有する場合や高齢者では150mg/m^{2}以下でもリスクあり)とされる

分子標的薬

- ゲフィチニブ(1〜10%)
- オシメルチニブ(3.3%)
- エルロチニブ(非小細胞肺がん4.4%、膵がん6.4%)
- アレクチニブ(4.0%)
- エベロリムス(11.6%)
- テムシロリムス(6.2%)
- トラスツズマブ デルクステカン(10.2%)
- ゲムツズマブ オゾガマイシン(13.6%)

症状発現時期(めやす)

機序	投与開始	1〜2週	数週間〜数年
細胞障害性			
過敏反応性			

緊急度の見きわめ(鑑別のポイント)

緊急対応が必要	気道閉塞・気道狭窄、肺血栓・塞栓、気胸、心不全、肺水腫
重点的対応が必要	薬剤性間質性肺炎、市中肺炎、誤嚥性肺炎、がん性リンパ管症、COPD(慢性閉塞性肺疾患)
慎重な対応が必要	貧血、発熱や倦怠感に伴う呼吸困難感

アセスメントと対応

Point

- 早期発見・早期対応が対応の基本となる。症状を自覚しづらい患者もいるため、治療中は定期的な検査が必須となる。
- 原則として再投与は行わないが、mTOR阻害薬ではGrade1で無症状〜軽症なら再投与可能な場合もある[1]。

投与開始前

- 患者側のリスク因子を評価する[1]。

リスク因子

- 男性
- 高齢者
- 喫煙歴
- 肺手術後
- 既存の肺病変（間質性肺炎や肺線維症）
- 酸素投与
- 呼吸機能低下
- 肺への放射線照射
- 腎障害
- 低アルブミン血症など

- これまでの治療歴を聞き取り、間質性肺炎のリスクのある薬剤（→p130）の使用歴を確認する。

投与期間中

- 治療ごとに自覚症状を問診する。バイタルサイン、特に酸素飽和度や呼吸数、呼吸様式、呼吸音（捻髪音の有無）の確認は重要である。
- 病院への連絡方法と、連絡すべきタイミングを具体的に伝えておくことも重要である。

伝え方のポイント

「ふだんは問題ない労作でも息切れが起こる」
「肩が上下するような呼吸になる」など
できるだけ行動レベルで伝える。

- 既存の肺病変がある場合、低酸素血症があっても自覚症状に乏しく、検査で発見されることもある。定期的なX線検査やCT検査、間質性肺炎マーカー（KL-6、SP-A、SP-D）なども確認する。

治療後

- 症状が発現しやすい時期のめやすはあるものの、どの時期においても発症リスクはある。
- 投与終了後、数年たってから発症することもあるため、自覚症状の確認が必要であることを伝える。

参考 薬剤性間質性肺炎を疑った場合に行われる検査

- 薬剤性間質性肺炎の自覚症状は、乾性咳嗽、労作時呼吸困難、発熱である。これらの症状は、他の病態でも生じるため、鑑別が重要となる。

画像検査	胸部X線写真、CT(HRCT)
臨床検査	血算、血液像、CRP、LDH 間質性肺炎マーカー(KL-6、SP-A、SP-D) 薬剤誘発性リンパ球刺激試験※(DLST)など
鑑別診断のための検査	β-Dグルカン、サイトメガロウイルス抗原 喀痰検査(一般細菌、抗酸菌の塗抹培養) ニューモシスチスDNA検査 気管支肺胞洗浄(BAL)、経気管支肺生検(TBLB)など

※保険適用外

● ケアのポイント(発症時)

- 薬剤性間質性肺炎を発症した患者は、呼吸器症状による苦痛があり、不安も強いなか、さまざまな検査や処置を受けなければならない。患者の苦痛症状の悪化を防ぐための対処を行いつつ、不安の軽減に努める。

- 発症後は、原因薬剤の中断や中止が必要となるため、治療変更を余儀なくされる場合もある。患者や家族の思いを確認し、以降の治療決定に関する意思決定をサポートしていく。

- Grade3では酸素投与、Grade4では気管挿管や気管切開が必要となる。

(中村理恵子)

〈文献〉
1. 日本呼吸器学会薬剤性肺障害の診断・治療の手引き第2版作成委員会編:薬剤性肺障害の診断・治療の手引き 第2版. メディカルレビュー社, 東京, 2018. 52-55.
2. 厚生労働省;重篤副作用疾患別対応マニュアル 間質性肺炎(肺臓炎、胞隔炎、肺線維症). 2019年改定.https://www.mhlw.go.jp/topics/2006/11/dl/tp1122-1b01_r01.pdf(2025.1.30アクセス).
3. 二瓶哲:間質性肺炎. 吉村知哲, 田村和夫監修, 川上和宜, 松尾宏一, 林稔展他編:がん薬物療法副作用管理マニュアル第2版. 医学書院, 東京, 2021:222-227.

6 肺障害

irAE 間質性肺炎

【定義】免疫チェックポイント阻害薬投与に起因した免疫関連有害事象のうち、肺胞壁や間質部分に炎症が起こったもの。
【アセスメントスケール】CTCAE ver.5（肺臓炎）
【参考ガイドライン】がん免疫療法ガイドライン第3版（日本臨床腫瘍学会）

発症機序

- 免疫チェックポイント阻害薬は、がん細胞による活性化T細胞の抑制を阻害する効果がある。その一方で、免疫の調整が正常に機能せず、自己免疫疾患・炎症性疾患様の副作用（irAE：免疫関連有害事象）が発現することがある[1]。
- irAEとしての間質性肺炎の発症機序は不明だが、腫瘍および正常肺組織内の関連抗原、既存の自己抗体、炎症性サイトカインに対するT細胞活性の増加などが想定されている[2]。

関連する主ながん治療薬

- ここでは、免疫チェックポイント阻害薬についてまとめる（他のがん治療薬については→p130参照）。

PD-1阻害薬

- ニボルマブ（単剤3.6％、併用6.0％）
- ペムブロリズマブ（3.6％）
- セミプリマブ（1.7％）

PD-L1阻害薬

- アテゾリズマブ（2.8%）
- アベルマブ（2.1%）
- デュルバルマブ（4.9%）

CTLA-4阻害薬

- イピリムマブ（単剤0.3%、併用6.0%）
- トレメリムマブ（3.2%）

● 症状発現時期（めやす）

	投与開始	3か月	1年以上
間質性肺炎 (irAE)			

- 間質性肺炎（irAE）の出現時期は、投与3か月以内が多いとされるが、1年以上経過した後に出現することもある。
- 非小細胞肺がんでは比較的早期に出現する傾向がある。
- 単剤療法より併用療法時に出現率が高い（全グレードで15〜30%）。
- Grade3以上の割合は、単剤療法で1〜5%、併用療法で8〜14%に認められる[1]。

● 緊急度の見きわめ

緊急対応が必要	気道閉塞・気道狭窄、肺血栓・塞栓、気胸、心不全、肺水腫
重点的対応が必要	間質性肺炎、市中肺炎、誤嚥性肺炎、がん性リンパ管症、COPD（慢性閉塞性肺疾患）
慎重な対応が必要	貧血、発熱や倦怠感に付随した呼吸困難感、過換気症候群、パニック発作

● アセスメントと対応

Point

- 早期発見・早期対応が対応の基本となる。
- 自宅で症状が出現した場合に備え、地域の医療機関や救急部門と情報共有しておくことが大切である。

投与開始前

- リスク因子(75歳以上、胸部CTの異常所見、二次治療以降)[3]の有無とともに、患者のベースラインの呼吸器症状を確認する。
- 薬剤の特徴とセルフモニタリングの重要性について患者・家族の十分な理解を得る。
- irAEの早期発見・早期対応のため、あらかじめ地域の医療機関(調剤薬局、かかりつけ医、訪問看護師など)と治療内容について共有しておくことも効果的である。

投与期間中

- 治療ごとに自覚症状を問診する。バイタルサイン、特に酸素飽和度や呼吸数、呼吸様式、呼吸音(捻髪音の有無)の確認は重要である。
- 病院への連絡方法と連絡すべきタイミングを具体的に伝えておく。
- 異常時に連絡があった際の対応を院内で統一しておくことで、irAEの見逃しを防ぎ、早期発見・早期対応が可能となる。

 ## 間質性肺炎を疑った場合に行われる検査

- 自覚症状として乾性咳嗽、労作時呼吸困難、発熱があるが、他の病態でも生じうるため鑑別が重要である。
- 特に、感染性肺疾患の除外は重要となる。

画像検査	胸部X線写真、CT(HRCT)
臨床検査	血算、血液像、CRP、LDH 間質性肺炎マーカー(KL-6、SP-A、SP-D) 薬剤誘発性リンパ球刺激試験※(DLST)など
鑑別診断のための検査	β-Dグルカン、サイトメガロウイルス抗原 喀痰検査(一般細菌、抗酸菌の塗抹培養) ニューモシスチスDNA検査 気管支肺胞洗浄(BAL)、経気管支肺生検(TBLB)など

※保険適用外

> 投与後

- 症状が発現しやすい時期のめやすはあるものの、どの時期においても発症リスクがある。
- 投与終了後に発症することもあるため、自覚症状の定期的なセルフモニタリングは継続してもらうよう指導する。

● ケアのポイント（発症時）

- 免疫チェックポイント阻害薬による間質性肺炎（irAE）では、従来の薬剤性間質性肺炎とは異なる画像パターンを示すこともあり、非定型的である。
- 鑑別診断のために種々の検査が行われるため、看護師は検査の目的を理解し、患者や家族が検査や処置について十分な理解が得られるようサポートする必要がある。
- 呼吸器症状は、身体的な苦痛と強い不安につながるため、環境の調整とともに、症状緩和に努める。
- irAEの治療では、ステロイドがキードラッグとなる。ステロイドによる日和見感染にも注意しながらモニタリングを行う。
- Grade3では酸素投与、Grade4では気管挿管や気管切開が必要となる。

(中村理恵子)

〈文献〉
1. 日本臨床腫瘍学会編：がん免疫療法ガイドライン第3版．金原出版，東京，2023：48．
2. Zhai X, Zhang J, Tian Y, et al. The mechanism and risk factors for immune checkpoint inhibitor pneumonitis in non-small cell lung cancer patients. *Cancer Biol Med* 2020; 17: 599-611.
3. Kenmotsu H, Sakai F, Kato T, et al. Nivolumab-induced interstitial lung disease (ILD) in Japanease patients with non-small cell lung cancer：A study on risk factors using interim results of post-marketing all-case surveillance. *J Clin Oncol* 2017; 35: 9078.

7 循環器障害

高血圧

【定義】診察室で測定した場合は収縮期血圧140mmHg以上または拡張期血圧90mmHg以上、家庭で測定した場合は収縮期血圧135mmHg以上または拡張期血圧85mmHg以上(7日間の平均)。
【アセスメントスケール】CTCAE ver.5(高血圧)
【参考ガイドライン】高血圧治療ガイドライン2019(日本高血圧学会)

発症機序

- 血管内皮細胞は、一酸化窒素(NO)やプロスタグランジンI$_2$(PGI$_2$)を産生し、血管を弛緩させる。しかし、がん治療薬によって血管内皮増殖因子(VEGF)が阻害されると、一酸化窒素とプロスタグランジンI$_2$の産生が抑制され、血管の収縮が起こり、血圧が上昇すると考えられる。
- 細小血管床の減少、腎機能障害などによっても血圧上昇が引き起こされる。

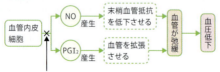

VEGFを阻害すると、上記の機序が打ち消され、血圧が上昇

関連する主ながん治療薬

- 抗VEGF・VEGFR抗体薬:ベバシズマブ、ラムシルマブ など
- アフリベルセプト ベータ ● フルキンチニブ など

- **マルチキナーゼ阻害薬**：アキシチニブ、スニチニブ、ソラフェニブ、パゾパニブ、レゴラフェニブ、レンバチニブ　など
- **アンドロゲン合成阻害薬**：アビラテロン　など

● 症状発現時期

	投与開始	1か月	2か月	3か月
高血圧	投与初期から生じる			

● 緊急度の見きわめ（鑑別のポイント）

緊急対応が必要	高血圧緊急症（高血圧クリーゼ） 脳梗塞、脳出血、くも膜下出血 ● 血圧の高度の上昇だけでなく、頭痛、視力障害、意識障害、悪心・嘔吐、胸・背部痛などを伴う場合は、緊急を要する可能性がある
重点的対応が必要	分子標的薬の副作用としての高血圧 二次性高血圧、腎障害、甲状腺機能異常
慎重な対応が必要	併用薬（NSAIDs、カンゾウ含有製剤など）

参考　高血圧緊急症

- 180/120mmHg以上で臓器障害（脳、心臓、腎臓、大血管、眼底など）が生じ、進行する病態

◆ **症状**
- めまい、頭痛、夜間頻尿、夜間呼吸困難、早朝の頭痛、昼間の眠気、抑うつ状態、集中力の低下　など

◆ **診断時**
- 安静・座位の血圧、脈拍のほか、初診時には脈拍（拍動）及び血圧の左右差や、血圧と脈拍の起立性変動を確認する。

アセスメントと対応

Point

- リスク要因の有無を把握し、患者が自宅でも正しく血圧測定できるよう支援する。
- 血圧上昇がみられたら、重症度に応じて、降圧治療を開始する。がん治療薬の投与中止・減量などの検討が必要となる場合もある。

投与開始前

- 血圧がコントロールされていること、血圧測定の方法が正しいか確認する。
- 喫煙や肥満、塩分を多く含む食生活など、高血圧のリスク要因の有無を確認する。

投与期間中

- 来院ごとに血圧測定を行い、家庭でも血圧測定を行うよう指導する。
- 血圧上昇がみられた場合、朝・晩の血圧測定を7日以上行い、CTCAE ver.5で重症度を評価し、原因となる薬剤に応じて延期や中止、減量などを行う。
- Grade2以上の高血圧(収縮期血圧140mmHg以上または拡張期血圧90mmHg)では、降圧薬治療が必要となる。
- 高血圧緊急症(Grade4)の場合、致死的となりうるため、すみやかに緊急対応を開始する。

降圧薬による治療開始後

- 降圧目標は、患者の年齢・状況によって異なる。

● 75歳未満　● 冠動脈疾患 ● CKD（尿タンパク陽性） ● 脳血管障害（両側頸動脈狭窄や脳主幹動脈閉塞なし） ● 糖尿病　● 抗血栓薬服用中	→ 診察室血圧 　　＜130/80mmHg 家庭血圧 　　＜125/75mmHg
● 75歳以上 ● CKD（尿タンパク陰性） ● 脳血管障害（両側頸動脈狭窄や脳主幹動脈閉塞ありor未評価）	→ 診察室血圧 　　＜140/90mmHg 家庭血圧 　　＜135/85mmHg

ケアのポイント

- 家庭血圧のモニタリングのため記録を行うことを説明し、確認する。
- 自覚症状を伴わないため、自己判断で服薬を中断しないよう服薬継続の必要性を理解してもらうよう説明する。
- がん治療中は、悪心・味覚障害・食欲減退など、体重減少や体液量減少により血圧低下が生じることが考えられる。降圧薬による治療が始まった後も血圧推移の確認が必要である。
- 減塩や運動、節酒や禁煙など生活指導を行う場合は、他の副作用発現状況や食事摂取量など、患者の状態に応じて個別に対応する。

(安島亜矢子)

〈文献〉
1. 日本高血圧学会：高血圧治療ガイドライン2019. https://www.jpnsh.jp/data/jsh2019/JSH2019_hp.pdf(2025.1.30アクセス).

7 循環器障害

血栓塞栓症

【定義】血流に乗って末梢から移動してくる血栓による血管の閉塞。
【アセスメントスケール】CTCAE Ver.5(血栓塞栓症)
【参考ガイドライン】肺血栓塞栓症および深部静脈血栓症の診断、治療、予防に関するガイドライン(日本循環器学会、日本医学放射線学会他)、Onco-cardiologyガイドライン(日本臨床腫瘍学会、日本腫瘍循環器学会)

● 発症機序

- 血栓形成の3大要因は、**①血流の停滞、②血管内皮障害、③血液凝固能亢進**である。
- 抗VEGF阻害薬は、血管内皮増殖因子がもつ血管内皮細胞の修復能を抑制したり、血小板機能へ影響を及ぼしたりする。
- ホルモン薬は、肝組織を刺激して凝固系を活性化するとされる。

● 関連する主ながん治療薬

- 抗VEGF抗体薬
- チロシンキナーゼ阻害薬
- プロテアソーム阻害薬
- サリドマイド
- レナリドミド(デキサメタゾンやドキソルビシンと併用で頻度増)
- 白金製剤
- 代謝拮抗薬
- タキサン系薬
- ホルモン療法薬
- 免疫チェックポイント阻害薬

● 症状発現時期

	投与開始
血栓塞栓症	不明

緊急度の見きわめ（鑑別のポイント）

緊急対応が必要	静脈血栓塞栓症（深部静脈血栓症、肺塞栓症、腸間膜静脈血栓症）、動脈血栓塞栓症（心筋梗塞、脳梗塞）、虚血性脳卒中、上大静脈症候群、トルソー症候群 ●手足の麻痺やしびれ、しゃべりにくさ、胸痛、呼吸困難、片側の足の急激な痛み・腫れは早期の対応が必要となる
重点的対応が必要	虚血性心疾患・急性大動脈解離・心膜心筋炎・心不全などの心疾患 ●PTE（肺血栓塞栓症）との鑑別 蜂窩織炎などの感染症・リンパ管炎 ●DVT（深部静脈血栓症）との鑑別
慎重な対応が必要	気胸・胸膜炎・COPD・肺がんなど ●PTEとの鑑別 血栓性静脈炎 ●DVTとの鑑別

アセスメントとケア

Point

- 問診、リスク評価を行い、予防に努める。早期発見・治療で予後の改善が見込める。
- 発症後は服薬アドヒアランスの維持と出血に注意する。

投与開始前

1. 病歴、薬歴、手術歴、家族歴の聴取

- 下肢の外傷・麻痺、女性ホルモン薬やステロイド薬の使用、脳血管障害・脊髄損傷や下肢手術・腹部手術の既往、若年性・再発性の静脈血栓症の家族歴を問診する。

2. リスク評価

- がん患者における静脈血栓塞栓症の危険因子[1]について確認する。

患者関連因子	● 年齢 ● 女性 ● パフォーマンスステータス ● 静脈血栓塞栓症の既往歴 ● 併存疾患（急性感染症、慢性腎臓病、クレアチニンクリアランス＜45mL/分、肺疾患、肥満BMI≧30kg/m^2、動脈血栓塞栓症） ● 遺伝性凝固欠損（凝固第Ⅴ因子ライデン変異、プロトロンビン遺伝子変異）
がん関連因子	● がんのタイプ　● 組織学（腺がん） ● 遺伝的特徴（JAK2またはK-RAS変異） ● 診断後の初期期間（3か月） ● ステージ（進行性、転移性） ● 原発部位（膵臓、胃、卵巣、脳、肺、骨髄腫）
治療関連因子	● がん治療　● 中心静脈カテーテル ● 入院　● 大手術

- Khoranaスコアは、がん患者の静脈血栓塞栓症の発症リスクを評価するために用いられる。

パラメータ		スコア
がんの部位	最高リスク（胃、膵臓）	2
	高リスク（肺、リンパ腫、婦人科、膀胱、精巣）	1
がん薬物療法前の血小板数≧35万/μL		1
ヘモグロビン値＜10g/dLまたは赤血球増殖因子の使用		1
がん薬物療法前の白血球数＞11,000/μL		1
BMI≧35kg/m^2		1

〈評価〉
低リスク：0点
中間リスク：1～2点
高リスク：3点以上

Khorana AA, Kuderer NM, Culakova E et al. Development and validation of a predictive model for chemotherapy-associated thrombosis. *Blood* 2008; 111(10): 4902-4907.

3. 患者教育

- がん細胞の転移浸潤に伴う凝固亢進状態に加え、侵襲処置・治療（手術、がん薬物療法、放射線治療、中心静脈カテーテル留置など）によって発症しやすく、出血リスクも高い。
- 発症を念頭に置いた患者教育を行い、早期発見・治療を心がける。

治療中

1. 予防
- 歩行や積極的な運動は、予防の基本である。離床が困難な場合は、下肢挙上やマッサージ、足関節運動を実施する。
- 中リスク患者では、弾性ストッキングの使用が有意な予防になる。

2. 初期症状の理解
- **下肢静脈血栓症**：下肢の発赤・圧痛・腫脹、下腿浮腫、表在静脈怒張などの有無を確認。
- **肺動脈塞栓症**：呼吸困難、胸痛、咳、頻脈、チアノーゼ、めまい、失神、過剰な発汗などの有無を確認。
- 脳梗塞や心筋梗塞の可能性も考え、四肢の脱力・麻痺、感覚障害、構語障害、頭痛、悪心・嘔吐、めまい、視力障害、飲み込みにくさ、胸痛、不整脈、息苦しさ、冷汗などの症状を見逃さない。

● ケアのポイント（発症後の再発予防）

- 直接作用型経口抗凝固薬（DOAC）を少なくとも6か月投与する（消化管出血に注意）。

リバーロキサバン（イグザレルト®）	●発症後3週間は、1回15mgを1日2回食後 ●以降15mgを1日1回食後
アピキサバン（エリキュース®）	●1回10mgを1日2回7日間経口投与後、1回5mgを1日2回
エドキサバン（リクシアナ®）	●体重60kg以下は1回30mgを1日1回 体重60kg超は1回60mgを1日1回（腎機能、併用薬に応じて1日1回30mgに減量）

（此松晶子）

〈文献〉
1. Lyon AR, López-Fernández T, Couch LS, et al. 2022 ESC Guidelines on cardio-oncology developed in collaboration with the European Hematology Association (EHA), the European Society for Therapeutic Radiology and Oncology (ESTRO) and the International Cardio-Oncology Society (IC-OS): Developed by the task force on cardio-oncology of the European Society of Cardiology (ESC). *Eur Heart J* 2022; 43: 4229–4361.

7 循環器障害

心障害（がん治療関連心機能障害）

【定義】心不全症状の有無や左室駆出率（LVEF）の低下に限らず、経胸壁エコーにて心筋の縦軸方向の収縮能が15％以下の低下、またはトロポニンIや血中BNPなどの心筋バイオマーカーの上昇がある場合[1]。

【アセスメントスケール】なし（自覚症状と心電図、血液検査、心エコー検査から総合的に判断）

【参考ガイドライン】Onco-cardiologyガイドライン（日本臨床腫瘍学会・日本腫瘍循環器学会）

● 発症機序

- 使用しているがん治療薬の種類によって、発症機序や起こりうる症状が異なる。

アントラサイクリン系薬	● アントラサイクリン系薬は、心筋細胞のミトコンドリアに集積し、鉄と結合して大量の活性酸素を産生する ● 上記の結果、酸化ストレスが増大し、ミトコンドリア機能障害や心筋細胞のアポトーシスが誘導される
抗HER2抗体薬	● HER2は心筋細胞の表面にも存在し、心筋細胞の維持・生存にかかわっている ● 抗HER2抗体薬が心筋細胞のHER2に結合すると、心筋細胞のアポトーシスと心筋の収縮力低下が生じる
血管内皮細胞増殖因子（VEGF）阻害薬	● 腫瘍の増殖を抑えるために血管新生が阻害される ● 上記の結果、高血圧を誘発し、心機能障害が引き起こされる

● 関連する主ながん治療薬

- **アントラサイクリン系薬**：ドキソルビシン、エピルビシン　など
- **抗HER2抗体薬**：トラスツズマブ、ペルツズマブ　など
- **VEGF阻害薬**：ベバシズマブ　など
- **その他**：アルキル化薬（シクロホスファミド、イホスファミド　など）、微小管阻害薬（ドセタキセル、パクリタキセル　など）、マルチキナーゼ阻害薬（スニチニブ、パゾパニブ　など）、プロテアソーム阻害薬（カルフィルゾミブ、ボルテゾミブ　など）

● 症状発現時期（めやす）

	投与開始	1年
アントラサイクリン系薬	総投与量250mg/m²を超えると生じやすい	
トラスツズマブ		投与期間中に生じやすい

- アントラサイクリン系薬は、累積投与量依存性に心筋障害の発現頻度が高まる（>250mg/m²で心不全のリスクが高まる）。投与後1年以内の発症が多い

● 緊急度の見きわめ（鑑別のポイント）

緊急対応が必要	胸痛（虚血性心疾患）、呼吸困難（心不全）、不整脈・動悸 気道閉塞、心タンポナーデ、上大静脈症候群、肺塞栓
重点的対応が必要	肺炎、間質性肺炎、二次性貧血、がん性リンパ管症
慎重な対応が必要	心筋障害、慢性心不全 放射線照射、制吐薬・抗精神病薬（支持療法薬の副作用）

7　循環器障害 心障害（がん治療関連心機能障害）

参考 主な薬剤による障害部位・症状のちがい

不整脈・伝導障害
- アントラサイクリン系
- メトトレキサート
- パクリタキセル
- リツキシマブ

うっ血性心不全、心筋症
- アントラサイクリン系薬
- トラスツズマブ

心筋炎、心囊炎
- アントラサイクリン系薬
- シクロホスファミド

心筋出血
- シクロホスファミド

心筋虚血
- フルオロウラシル
- タキサン系薬
- ビンクリスチン
- エトポシド
- ビンデシン
- メトトレキサート
- ベバシズマブ

心囊水貯留
- アントラサイクリン系薬
- シクロホスファミド
- イマチニブ
- シタラビン

● アセスメント

Point

- アントラサイクリン系薬による心機能障害は不可逆的とされてきたが、早期に治療を開始できれば心機能の回復が得られることがわかってきた。
- 抗HER2抗体薬による心機能障害は、休薬により数か月以内に心機能が改善するが、無症候性のことが多く、治療が遅れると不可逆的になることもある。
- 定期的な心エコー検査、採血によるバイオマーカー(心筋トロポニンT/IやBNP/NT-proBNP)モニタリング、典型的な心不全症状を見逃さないことが重要である。

投与開始前

- がん薬物療法による心機能障害を早期に発見するためにも、がん治療前のリスク評価と層別化が重要である。

- 患者関連リスク因子の数と薬剤関連リスクスコアの合計により、心毒性のリスクスコア(CRS)を算出する。

患者関連リスク因子	● 心不全または心筋症 ● 糖尿病 ● 冠動脈疾患またはそれに準じる疾患(末梢動脈疾患など) ● 15歳未満、65歳以上 ● アントラサイクリン系薬の使用歴 ● 胸部への放射線治療歴	● 高血圧 ● 女性
薬剤関連リスクスコア	high:高い (リスクスコア4)	● アントラサイクリン系薬剤 ● トラスツズマブ ● シクロホスファミド ● イホスファミド ● クロファラビン
	intermediate:中等度 (リスクスコア2)	● ドセタキセル ● ペルツズマブ ● スニチニブ ● ソラフェニブ
	low:低い (リスクスコア1)	● ベバシズマブ ● ダサチニブ ● イマチニブ ● ラパチニブ
	rare:まれ (リスクスコア0)	● エトポシド ● リツキシマブ ● サリドマイドなど

CRS=患者関連リスク因子の数+薬剤関連リスクスコア	
CRS>6	とても高い
CRS 5〜6	高い
CRS 3〜4	中等度
CRS 1〜2	低い
CRS 0	とても低い

ケアのポイント

- 心不全症状のサインを早期にキャッチする。

心不全のサイン

- 体重増加(1週間で2kg以上の増加がないか)
- 足のむくみ(靴下の跡が強く残る、足首が太くなった)
- 呼吸困難(動いた時の息切れや夜間寝ているときの息苦しさ)
- 疲れやすい・だるい(何もしたくない)
- 食欲がない(食欲や食べる量が減った)

- 呼吸困難やだるさは、がん薬物療法の副作用と類似した症状であるため、生活のなかでの症状の様子を詳しく問診することが大事である。

(細萱順一)

〈文献〉
1. Lyon AR, López-Fernández T, Couch LS, et al. 2022 ESC guidelines on cardio-oncology developed in collaboration with the european hematology association (EHA), the european society for therapeutic radiology and oncology (ESTRO) and the international cardio-oncology society (IC-OS). *Euro Heart J* 2022; 43: 4229-4361.
2. 小室一成監修,日本腫瘍循環器学会編集委員会編:腫瘍循環器診療ハンドブック.メジカルビュー社,東京,2020.
3. 日本心不全学会編:心不全手帳第3版. https://www.asas.or.jp/jhfs/topics/files/shinhuzentecho/techo3_book1.pdf?20221223 (2024.11.24アクセス).

7 循環器障害

irAE 心障害

【定義】免疫チェックポイント阻害薬(ICI)の使用により、正常な免疫調整ができず、心筋に炎症性様の変化が生じる病態。心筋炎が代表的だが、非炎症性左室機能不全や心外膜炎、伝導障害などがある。
【アセスメントスケール】なし(自覚症状と心電図、血液検査、心エコー検査から総合的に判断)
【参考ガイドライン】2023年改訂版心筋炎の診断・治療に関するガイドライン(日本循環器学会 他)

● 発症機序

- 胸腺で分化・成熟するT細胞の一部は末梢に存在しているが、末梢性免疫寛容機構という働きにより、自己反応性T細胞を不活性化状態となり、心臓への攻撃を防いでいる。
- 免疫チェックポイント阻害薬投与により、末梢性免疫寛容機構が破綻すると、自己反応性T細胞が活性化し、腫瘍とともに心筋も攻撃してしまうため、心障害が生じる。

● 関連する主ながん治療薬

- 免疫チェックポイント阻害薬

● 症状発現時期(めやす)

	投与開始	1か月	2か月	3か月
心障害	1〜3回投与時に生じやすい			

- 投与開始から3か月以内が多いが、長期使用中の発症もみられる。

● 緊急度の見きわめ（鑑別のポイント）

緊急対応が必要	急性に発症した ①発熱 ②息切れや倦怠感（心不全症状） ③致死的不整脈、動悸、欠伸
重点的対応が必要	―
慎重な対応が必要	―

● アセスメント

Point

- ICI誘発性心筋炎の発生頻度は他のirAEに比べて低い（1〜2％）が、死亡率は非常に高い（40〜45％）。
- 特に、劇症型心筋炎（急性心筋炎のなかでも血行動態の破綻を急激に起こすもの）では致死的な経過をたどることがあるため、症状の問診や必要な検査を行い、早期に診断・治療を開始する必要がある。

- 心筋炎は、初期には無症候性のことが多いが、有症候性の左心不全を発現してからでは心機能の回復が困難な場合が多い。
- 無症候のうちに心機能異常を早期に検出することが重要となるため、免疫チェックポイント阻害薬投与開始後は、12週までは受診ごと、12週以降は4週ごとの採血・心電図・胸部X線が推奨されている。
- 3か月、6か月ごとの心エコー検査の追加も検討される[2]。

フィジカルアセスメント

- 急性心筋炎の場合、感冒様症状など非特異的な症状が先行し、その後数日〜数週間で心関連症状が出現することが多い。

先行する症状 (非特異的)	● 感冒様症状(悪寒、発熱、頭痛、関節痛、倦怠感など) ● 呼吸器症状(咽頭痛、咳嗽) ● 消化器症状(食欲不振、悪心・嘔吐、下痢)
	→ 数日～数週間が経過
心関連症状	● 胸部症状(動悸、息切れ、胸部圧迫感) ● 脈拍異常(頻脈、徐脈、不整、心房細動) ● 心不全症状(倦怠感、頸静脈怒張、下腿浮腫、低血圧、手足の冷感)

検査所見

1. 心電図
- ST-T変化が最も多い。
- 重要な悪化徴候として、PQ間隔の延長(房室伝導障害)やQRS幅の延長(心室内伝導障害)には、より注意が必要。

2. 血液検査
- 心筋バイオマーカー(心筋トロポニンT/IやBNP/NT-proBNP)のモニタリングを行う。

3. 心エコー検査
- 炎症部位に一致した壁運動低下所見の有無を観察する。

治療

- 免疫チェックポイント阻害薬投与中に心筋炎が疑われたら、ただちに投与を休止する。心筋炎の可能性が低いと判断されるまでは投与再開を控える。
- 心筋炎と診断されたら、重症度(Grade)にかかわらず、ステロイドパルス療法(メチルプレドニゾロン500～1000mg/日を3～5日間)を早急に開始する。治療効果は、心筋トロポニンなどの低下や壁運動の改善で評価する。

● ケアのポイント (ステロイドパルス療法中)

❶ 易感染への対応
- 免疫が抑制されるため、感染症にかかりやすい状態になる。
- 心不全管理の場合、正確な尿量測定のため、尿道カテーテルの留置や安静による清潔行為が制限される。そのため、陰部洗浄

広範なST変化をきたした例

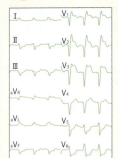

患者の状況
- 70歳代、男性
- 肺がん、術後再発でICI投与開始21日目に倦怠感と労作時の呼吸困難を自覚し、26日目に入院
- 入院時の心電図所見（左図）で、以下の所見がみられた
  ① V_1～V_4・aVRのST上昇
  ② Ⅱ・Ⅲ・aVF・V_5～V_6のST低下

や口腔ケアを徹底し、感染予防を徹底する。

❷血糖値上昇への対応
- 糖を合成する働きを高めるため、血糖が上がりやすくなる。
- 高血糖は感染を起こしやすくするため、インスリンによりコントロールする必要がある。

❸消化管症状への対応
- 消化管の粘膜が弱くなるため、潰瘍ができやすくなる。
- 消化管出血の有無を観察し、胃粘膜保護薬を使用する。

❹不眠、興奮、抑うつ状態への対応
- 不眠、興奮状態または抑うつ状態になることもある。
- 急な状態変化に不安が強いため、精神的なケアも重要となる。

（細萱順一）

〈文献〉
1. 日本循環器学会，日本小児循環器学会，日本心臓病学会他：2023年改訂版心筋炎の診断・治療に関するガイドライン．https://www.j-circ.or.jp/cms/wp-content/uploads/2023/03/JCS2023_nagai.pdf（2025.1.30アクセス）．
2. 小室一成監修，日本腫瘍循環器学会編集委員会編：腫瘍循環器診療ハンドブック．メジカルビュー社，東京，2020．
3. 日本臨床腫瘍学会編：がん免疫療法ガイドライン第3版．金原出版，東京，2023．

8 過敏症

アレルギー反応

【定義】異物に対する生体防御システムが過剰あるいは不適切に反応して生じる種々の症状の総称。
【アセスメントスケール】CTCAE Ver.5（アレルギー反応・アナフィラキシー）
【参考ガイドライン】アナフィラキシーガイドライン2022（日本アレルギー学会）

● 発症機序

- 花粉症や食物アレルギーと同じように、体内にアレルゲンが侵入することで起こる即時型（Ⅰ型アレルギー反応）が多い。
- 原因となるがん治療薬またはその代謝産物が、IgEを介して肥満細胞や好塩基球からヒスタミンなどの化学物質を放出させたことで生じる。
- なかでも、複数の臓器（皮膚・呼吸器・消化器・循環器・神経など）に全身性にアレルギー症状が現れた状態をアナフィラキシーといい、血圧低下や意識障害を伴い生命に危機を与えうる状態となったものをアナフィラキシーショックという。

● 関連する主ながん治療薬

- パクリタキセル
- ドセタキセル
- オキサリプラチン
- カルボプラチン
- シスプラチン
- ブレオマイシン
- シタラビン
- メトトレキサート
- L-アスパラギナーゼ

アレルギー反応でみられる代表的な症状

発現器官	症状		
皮膚粘膜	● **蕁麻疹** ● 紅斑 ● 熱感	● 発疹 ● 瘙痒感 ● 浮腫	● 顔面紅潮 ● 発汗 ● 結膜充血
呼吸器	● 咳嗽 ● くしゃみ ● **喘鳴** ● 気管支けいれん	● 嗄声 ● 咽頭や胸部の絞扼感 ● **呼吸困難** ● チアノーゼ	● 鼻閉
循環器	● **胸痛** ● 血圧低下	● 動悸 ● 不整脈	● 頻脈
消化器	● 悪心・**嘔吐** ● **下痢**	● **腹痛** ● 消化管運動亢進	
中枢神経	● **めまい**(浮動性) ● 不穏	● **意識混濁**	● **頭痛**
その他	● 発熱 ● 背部痛	● 悪寒	● 倦怠感

- **赤文字**はアナフィラキシーでみられる症状。これらに加え、けいれん、咽頭浮腫、気道閉塞、低血圧、不整脈、口・喉のかゆみや違和感なども生じうる。
- 蕁麻疹の出現率は高い(90%以上)。

◆Check
- パクリタキセルには無水エタノールが含まれているため、アルコールに弱い患者では顔面紅潮・熱感(アルコール過敏)が出ることがある。
- オキサリプラチンは、冷たいものの摂取により咽頭喉頭の絞扼感が発現することがある。

● 症状発現時期（めやす）

	投与開始	30分	1時間
パクリタキセル	●初回の発現が多い ●ほとんどが投与10分以内に発現 ●アルコール過敏にも注意（無水エタノールが含まれているため） ●ポリオキシエチレンヒマシ油も含まれておりアレルギーの原因となる		
ドセタキセル	●初回と2回目に発現が多い ●投与数分以内に起りやすい		
L-アスパラギナーゼ	静注　　　　　　　　　　筋注 ●初回の発現が多い ●静脈注射では数分後、筋肉注射では約30分後に発現しやすい		

	投与開始	投与終了
白金製剤*	●オキサリプラチンは6〜8回目に、その他は6〜8回を超えると蓄積性に発現が増加する ●投与期間が空いた後、再投与時にも発現しうる	
メトトレキサート	●大量投与数時間に発現	

＊白金製剤：シスプラチン、カルボプラチン、オキサリプラチンなど。薬剤名の最後に「プラチン」がつく

8 過敏症 アレルギー反応

緊急度の見きわめ（主な症状と重症度）[1]

緊急対応が必要 （重症：Grade3）	全身性の皮膚・粘膜症状、咽頭痛、持続する強い腹痛、繰り返す嘔吐・便失禁、持続する強い咳込み、明らかな喘鳴、呼吸困難、チアノーゼ、酸素飽和度≦92％、しめつけられる感覚、嗄声、不整脈、血圧低下、重度徐脈、心停止　など
重点的対応が必要 （中等症：Grade2）	全身性の紅斑・蕁麻疹・膨疹、瘙痒、顔全体の腫れ、咽頭痛、強い腹痛、複数回の嘔吐・下痢、断続的な咳嗽、聴診上の喘鳴、軽い息苦しさ、頻脈、血圧軽度低下、蒼白、眠気、軽度頭痛　など
慎重な対応が必要 （軽度：Grade1）	部分的な紅斑・蕁麻疹・膨疹、軽い瘙痒、部分的な口唇・眼瞼腫脹、口・喉のかゆみ、違和感、弱い腹痛、嘔気、単回の嘔吐・下痢　など

アセスメントと対応

Point

- リスク要因を把握し、ハイリスクの場合は早期発見・早期対応できるよう準備し、情報共有する。
- 患者が症状（違和感）を自覚したらすみやかに医療者に伝えられるよう、事前に説明しておく。
- 日ごろから緊急対応の準備・シミュレーションを欠かさない。

投与前

1. リスクの把握
- がん治療薬の種類やコース数、アレルギー歴からリスクを把握する。ハイリスク患者と予測された場合はスタッフと情報共有し、早期発見・早期対処を心がける。

> **ハイリスクと考えられるアレルギー歴（既往）**
>
> - 喘息　　● アトピー性疾患
> - 花粉・食物・薬物アレルギー

- 前投薬が決まっている薬剤は確実に投与する（例：がん治療薬投与30分前に、副皮質ステロイド、抗ヒスタミン薬、解熱鎮痛薬を投与するなど）。

2. 患者教育

- 早期発見の重要性を意識づける。
- 症状を体験する患者自身が一番早く発見できることが多い。患者自身が気づくことができるよう、事前に発現しやすい症状や時期を伝え、症状発現時にはすみやかに医療者に知らせるよう説明する。
- 「いつもと違う」「何か変な感じ」といった軽微な変化を感じたときにも知らせるよう伝える。

3. 緊急対応への備え

- あらかじめ、自施設での投与時の付き添いやモニタリングのルール、発現時の対応などを取り決めておく。
- 日ごろから、緊急時シミュレーションなどによる訓練を行う。
- ふだんから、緊急対応に必要な薬剤・物品を整備する。

> **緊急対応に必要な物品**
>
> - 救急カート、心電図モニター、AEDの所在を把握しておく
> - ハイリスク患者へのがん治療薬投与時は、上記の3つをすぐに使用できるよう装備しておく

投与中

1. 患者状況の把握

- 投与中は原則部屋で過ごすように伝える。腹痛や下痢でトイレにこもってしまうこともあるため、居場所の確認を怠らない。
- 多くの患者にとってアレルギーは初めての経験であり、訴え方はさまざまであることを念頭に置く。
- 「ソワソワしている」「急に起き上がる」「両手を擦り合わせたり、指先を触ったりしている」など、患者のちょっとした変化を見逃

さず、すぐに対応することが大切である。

投与後

- アナフィラキシーは遅発反応が発現する可能性があるため、患者によっては、入院でのがん治療薬投与も検討する。
- 外来では帰宅後に症状が発現する場合もあるため、病院への連絡方法について明確にしておく。

● ケアのポイント（症状発現時）

- アレルギーが疑われるときは、すぐに投与を中断する。発現が早いほど重篤であり、迅速な対応が必要である。
- 以下の対応を同時進行で行う。

❶ ただちに点滴を止める
- ローラークレンメとともに患者に一番近いクレンメも止める（血液の逆流による閉塞を予防）。
- 同時に複数の薬剤を投与している場合は、両方とも止める（オキサリプラチンとレボホリナートなど）。

❷ スタッフの応援を要請する
- 発見者は患者のそばを離れない。

❸ バイタルサインの測定、症状の観察を行う
- バイタルサインとともに、皮膚、呼吸、循環、消化器、神経症状の有無と程度を観察する。

❹ 医師に報告し、指示を受ける
- 薬剤投与時は、ルート内に残っている原因薬剤が体内に入らないようにする。
  - ➡ 新しい輸液ルートを使う。
  - ➡ 新たに静脈ラインを確保する。
  - ➡ または、針内・中心静脈カテーテル内・ルート内の薬剤を可能な限り吸引した後に投与を開始する。

❺ アレルギー反応を評価する
- CTCAE Ver.5 などで重症度を評価する。

❻ 患者へ声かけや説明をする
- 症状発現時、処置することに集中し過ぎてしまうため、不安になっている患者への声かけを忘れない。
- 重症の場合はアナフィラキシー治療に準じた治療を行う。

- アレルギー症状が発現した患者は、治療に対して不安を抱く場合がある。治療の中止や変更を余儀なくされ、効果や生命予後に対する不安を感じる場合も多い。患者への十分な説明と心理的支援が必要である。

〔遠藤玲子〕

〈文献〉
1. 日本アレルギー学会:アナフィラキシーガイドライン2022. https://www.jsaweb.jp/uploads/files/Web_AnaGL_2023_0301.pdf (2025.1.30アクセス).
2. 国立がん研究センター内科レジデント編:がん診療レジデントマニュアル第9版. 医学書院, 東京, 2022:540-542.

8 過敏症

インフュージョンリアクション

【定義】主としてモノクローナル抗体投与中または投与後に発現する症状の総称。
【アセスメントスケール】CTCAE Ver.5（注入に伴う反応）
【参考ガイドライン】なし

● 発症機序

- 発生機序は明らかではないが、以下の2つの機序があると考えられている。
  1. モノクローナル抗体が免疫細胞に作用して、サイトカインを放出させることで生じる
  2. 臓器の細胞崩壊で放出されるサイトカインによって生じる

代表的な症状	● 皮膚紅潮　● 悪寒　● 発熱 ● 発疹　　● 頭痛　● 咳嗽
重症	● アナフィラキシー様症状 ● 呼吸困難 ● 低酸素血症 ● 血圧低下

● 関連する主ながん治療薬

- リツキシマブ
- オビヌツズマブ
- ダラツムマブ
- モガムリズマブ
- ゲムツズマブオゾガマイシン
- トラスツズマブ
- セツキシマブ
- パニツムマブ
- ベバシズマブ
- ゾルベツキシマブ
- アベルマブ

● 症状発現時期（めやすの図）

	投与開始	24時間
インフュージョンリアクション		初回投与24時間以内の発現が多い（2回目以降に発現することも）

- 初回の投与開始時や、投与速度を上げた直後は症状が発現しやすい。
- 2回目以降は、投与回数の増加に伴い、発現の頻度も重症度も低くなる。
- ゾルベツキシマブは投与中に悪心・嘔吐が高頻度で発現する。

● 緊急度の見きわめ（主な症状と重症度）[1]

緊急対応が必要 （重症：Grade3）	全身性の皮膚・粘膜症状、咽頭痛、持続する強い腹痛、繰り返す嘔吐・便失禁、持続する強い咳込み、明らかな喘鳴、呼吸困難、チアノーゼ、酸素飽和度≦92%、しめつけられる感覚、嗄声、不整脈、血圧低下、重度徐脈、心停止　など
重点的対応が必要 （中等症：Grade2）	全身性の紅斑・蕁麻疹・膨疹・瘙痒、顔全体の腫れ、咽頭痛、強い腹痛、複数回の嘔吐・下痢、断続的な咳嗽、聴診上の喘鳴、軽い息苦しさ、頻脈、血圧軽度低下、蒼白、眠気、軽度頭痛　など
慎重な対応が必要 （軽度：Grade1）	部分的な紅斑・蕁麻疹・膨疹、軽い瘙痒、部分的な口唇・眼瞼腫脹、口・喉のかゆみ、違和感、弱い腹痛、嘔気、単回の嘔吐・下痢　など

アセスメントと対応（原則としてアナフィラキシーと同じ）

> **Point**
> - リスク要因を把握し、ハイリスクの場合は早期発見・早期対応できるよう準備し、情報共有する。
> - 患者が症状（違和感）を自覚したらすみやかに医療者に伝えられるよう、事前に説明しておく。
> - 日ごろから緊急対応の準備・シミュレーションを欠かさない。

投与前

1. リスクの把握
- モノクローナル抗体の種類やコース数、アレルギー歴からリスクを把握する。
- ハイリスク患者を予測して、スタッフと情報共有し、早期発見・早期対処を心がける。
- 前投薬が決まっている薬剤は確実に投与する。内服薬の場合は、投与何分前までに内服するのか確認する（例：治療薬投与30分前に、副腎皮質ステロイド、抗ヒスタミン薬、解熱鎮痛薬を投与など）。
- モノクローナル抗体は、投与速度が細かく決められ、徐々に速度を上げていく薬剤や、初回と2回目以降では速度の異なる薬剤などもあるため、注意が必要となる。

2. 患者教育（→p159）
- 症状を体験する患者自身が一番早く発見できることが多い。患者自身が気づけるよう、事前に発現しやすい症状や時期を伝え、症状発現時にはすみやかに医療者に知らせるよう説明する。
- 「いつもと違う」「何か変な感じ」と軽微な変化を感じたときにも知らせるよう伝える。

3. 緊急対応への備え
- あらかじめ、自施設での投与時の付き添いやモニタリングのルール、発現時の対応などを取り決めておく。
- 日ごろから緊急時シミュレーションなどによる訓練を行っておく。
- ふだんから緊急対応に必要な薬剤や物品を整備する。
- 救急カート、心電図モニター、AEDの所在を把握し、ハイリスク患者へのがん治療薬投与時は、近くに装備しておく。

投与中（症状出現時）

- インフュージョンリアクションを疑う症状が出現したら、すぐに投与を中断する。点滴中止または終了より24時間以内に症状が消失する。
- 症状消失後に再開するかは、症状の程度や患者の状態で判断する。
- 軽度〜中等度の場合は、前投与薬の再投与などで症状が治まれば、投与速度を遅くして再開することがしばしばある。
- 再開時は、緊急時にすぐに対応できるよう準備し、付き添いのもとで投与する。
- 再開後、徐々に速度を上げて投与終了した場合、次回からは予定通りの投与速度で開始して問題ないことが多い。

投与後

- 投与中にインフュージョンリアクションの症状が発現しなくても、投与後24時間は注意が必要である。
- 外来治療の場合、帰宅後にも発熱などの症状が発現する場合があることを、患者に説明する。

● ケアのポイント

- 近年、モノクローナル抗体の皮下注射製剤が承認された。
- 末梢ラインが不要のため、インフュージョンリアクション出現時に「すみやかに緊急対応のための薬剤投与が行えない」ことも想定される。どのように対処していくか、自施設であらかじめ検討する。
- 前投薬や皮下注射にかける時間が取り決められている薬剤がある。投与部位も薬剤によってそれぞれ異なる（腹部・大腿など）。
- 投与時には詳細を確認し、安全な投与を心掛ける。

（遠藤玲子）

〈文献〉
1. 髙橋公太，江川裕人監修：リツキサン適正使用ガイド．https://www.jscrt.jp/wp-content/themes/jscrt/pdf/info/ABO_rituxan_zenyaku_160229.pdf（2025.1.30アクセス）．

9 神経・筋の障害

末梢神経障害（CIPN）

【定義】神経毒性を有する抗がん薬によって発現する、しびれ・痛みなどの感覚神経障害。運動神経障害を伴うことや、自律神経障害が発現することもある。
【アセスメントスケール】患者用末梢神経障害質問票（PNQ）[1]、がんサバイバーの化学療法に関連する末梢神経障害の包括的評価尺度（CAS-CIPN）[2]
【参考ガイドライン】がん薬物療法に伴う末梢神経障害診療ガイドライン2023年版（日本がんサポーティブケア学会）

● 発症機序

- ここでは、代表的な軸索障害と神経細胞体障害について解説する。

軸索障害	● 微小管阻害作用を有するタキサン系薬やビンカアルカロイド系薬では、軸索に存在する微小管が阻害されて軸索障害が起こる ● 軸索が長いほうが障害を受けやすいため、手足に分布する長い末梢神経に症状が発現しやすい ● 発症機序が十分解明されていないものもあるが、分子標的薬とサリドマイドによるCIPNも、軸索障害が主と考えられている
神経細胞体障害	● 白金製剤で起こりやすい ● 神経細胞体の障害と、二次的に発生する軸索・髄鞘の障害が含まれる ● 神経細胞全体が障害されるため、軸索の長短にかかわらず症状が発現する。そのため、手足のほかに体幹や顔面にも症状が現れる

● 関連する主ながん治療薬

- **白金製剤**：オキサリプラチン、シスプラチン、カルボプラチン
- **タキサン系薬**：パクリタキセル、パクリタキセル（アルブミン懸濁型）、ドセタキセル
- **ビンカアルカロイド系薬**：ビンクリスチン
- **分子標的薬**：ブレンツキシマブベドチン、エンホルツマブベドチン、ボルテゾミブ、ロルラチニブ
- **その他**：エリブリン、サリドマイド　など

● 症状発現時期（めやす）

投与回数	1	2	3	4	…	投与終了
慢性障害						

- 用量依存的に発現することが多く、投与を繰り返すことで発現しやすくなる
- 総投与量が一定量を超えると発現頻度が上がる抗がん薬もある
- 投与終了後もしばしば回復に時間を要し、症状が長期間持続することもある

急性障害						

- オキサリプラチンの場合、投与直後から数日間持続する

● 緊急度の見きわめ（鑑別のポイント）

緊急対応が必要	脊髄圧迫、脳疾患、他の脊椎・脊髄疾患
重点的対応が必要	抗がん薬による末梢神経障害 放射線性脊髄症
慎重な対応が必要	糖尿病、尿毒症、膠原病、ビタミンB_1欠乏、各種神経筋疾患、傍腫瘍性神経症候群など

● アセスメントと対応

> **Point**
> - CIPNの発症リスクを把握し、患者とともにモニタリングを行う。
> - 治療薬や患者の状況に応じて予防策を検討・実施する。
> - 患者が自身の症状を理解し、生活に合わせた工夫や対応をできるように支援する。
> - 二次障害を防ぐかかわりも重要となる。

投与前

1. リスクの把握と症状のモニタリング

- 使用するがん治療薬の種類、治療計画（投与量・投与スケジュール）、がん治療歴（CIPNの原因薬剤の投与歴）などの情報を収集し、CIPNの発症リスクをアセスメントする。
- 使用するがん治療薬に応じて、予測されるCIPNの症状、発現時期、対処法などを患者に説明し、一緒にモニタリングしていくことを伝える。

2. 予防策の検討

- オキサリプラチンの急性障害は寒冷刺激により増悪するため、寒冷刺激を避ける工夫について患者と話し合い、生活場面に即した具体的な対策を立てる。
- CIPNの予防として、冷却（タキサン系薬に限る）や運動の実施が提案されている[3]。これらを取り入れる場合には、患者が安全に実施できるよう支援する。

投与開始後

- 具体的な部位（手先、足先など）を挙げながら症状を聴き取る。「しびれ」「痛み」という言葉以外にも、多様な症状の訴えが聞かれる。

> **患者からの訴え（例）**
> - チクチクする
> - ピリピリする
> - 違和感がある
> - 感覚が鈍い、わかりにくい
> - 物をつかみにくい
> - 歩きにくい　など

- 患者の生活背景（日常生活の様子、仕事・趣味など）に関する情報を収集し、CIPNが発現した場合の生活への影響を予測する。

ケアのポイント（症状発現時）

- 発症機序や症状の見とおしを説明し、患者が自身の症状を理解できるように支援する。
- 患者の意向や価値観を確認しながら、日々の生活を過ごしやすくするための生活上の工夫について話し合う。転倒、やけど、けがなどの二次障害を予防する。
- CIPNの治療として、支持療法薬が処方される場合がある。支持療法薬の効果と副作用を評価する。運動も、CIPNの一部の症状を改善する可能性がある[3]。

用いられる支持療法薬（例）

- デュロキセチン、プレガバリン、ミロガバリン：傾眠やめまいに注意する。
- ビタミンB_{12}を用いることもある。

- 症状の変化と生活への影響を継続的に評価し、医療チーム内で共有する。生活動作への支障の程度は、がん治療薬の減量や延期・中止を判断する1つの指標となる。
- CIPNによって患者が抱える不安やストレスに配慮し、心理的ケアを行う。

（山本瀬奈）

〈文献〉
1. Shimozuma K, Ohashi Y, Takeuchi A, et al. Feasibility and validity of the Patient Neurotoxicity Questionnaire during taxane chemotherapy in a phase III randomized trial in patients with breast cancer: N-SAS BC 02. *Support Care Cancer* 2009; 17: 1483-1491.
2. Kanda K, Fujimoto K, Mochizuki R, et al. Development and validation of the comprehensive assessment scale for chemotherapy-induced peripheral neuropathy in survivors of cancer. *BMC Cancer* 2019; 19: 904.
3. 日本がんサポーティブケア学会編：がん薬物療法に伴う末梢神経障害診療ガイドライン2023年版 第2版. 金原出版, 東京, 2023.

9 神経・筋の障害

irAE 神経・筋障害

【定義】免疫チェックポイント阻害薬の治療中に生じる神経・筋・関節の有害事象。比較的低頻度だが多彩で、中枢神経から末梢神経、神経筋接合部、筋に至るあらゆる部位に障害が起こる可能性があり、症状は障害部位に対応する。
【アセスメントスケール】CTCAE Ver.5（筋骨格系および結合組織障害）
【参考ガイドライン】がん免疫療法ガイドライン第3版（日本臨床腫瘍学会）

● 発症機序

- 神経系のirAEは、免疫系の活性化と、自己に対する免疫寛容の低下によって生じると考えられている。

神経系のirAEによって生じる代表的な疾患

- 自己免疫性脳炎
- 無菌性髄膜炎
- 多発神経根炎
- 重症筋無力症
- 筋炎
- リウマチ性多発筋痛症
- 関節炎

● 関連する主ながん治療薬

- **PD-1阻害薬**：ニボルマブ、ペムブロリズマブ、セミプリマブ
- **CTLA-4阻害薬**：イピリムマブ、トレメリムマブ
- **PD-L1阻害薬**：デュルバルマブ、アベルマブ、アテゾリズマブ

症状発現時期（めやす）

	投与開始	300日	600日	900日
神経・筋障害	中央値は50日前後			

- 1〜4サイクル目といった比較的早期の発症が多いが、遅発性のこともある。

緊急度の見きわめ（鑑別のポイント）

緊急対応が必要	脊髄圧迫、脳疾患、他の脊椎・脊髄疾患
重点的対応が必要	神経系のirAE 放射線性脊髄症
慎重な対応が必要	糖尿病、尿毒症、膠原病、ビタミンB_1欠乏、各種神経筋疾患、傍腫瘍性神経症候群 など

アセスメントと対応

Point

- 手足のしびれ感や手袋靴下型の感覚異常（左右対称で四肢末梢にみられる感覚異常）を特徴とする末梢神経障害は、過去に使用した抗がん薬による影響も考えられるため、治療で使用した抗がん薬を確認しておく必要がある。
- PD-1/PD-L1阻害薬とCTLA-4阻害薬を併用すると、神経・筋障害の発現率が上昇するとの報告がある。

- 現れた症状（疾患）によって対応が異なる。ここでは、代表的な自己免疫性脳炎、多発神経根炎、免疫関連関節炎について対応をまとめる。

自己免疫性脳炎[1]

❶代表的な症状

- 頭痛、発熱、意識変容、失見当識、傾眠、歩行失調、振戦、けいれん、幻覚など。

- Grade2以上の場合は、脳神経内科医、リウマチ・膠原病内科医と相談する。

❷ **Grade1（無症状～軽度）**：免疫チェックポイント阻害薬の投与継続
- モニタリングを行う。
- 血清クレアチンキナーゼの経過観察を行う。
- 対症療法を行う。

❸ **Grade2（中等度）**：免疫チェックポイント阻害薬の投与休止
- 対症療法による症状緩和を行う。
- ステロイド全身投与（プレドニゾロン0.5～1 mg/kg相当）を考慮する。

❹ **Grade3以上（高度）**：免疫チェックポイント阻害薬の投与は永続的に中止
- 心筋炎の有無を評価する（必要時、循環器内科医と相談）。
- ステロイド全身投与（プレドニゾロン1～2 mg/kg相当）をただちに開始する。
- ステロイドの効果がみられない場合は、免疫グロブリン静注、ステロイドパルス療法、血液浄化療法、カルシニューリン阻害薬を考慮する。

多発神経根炎の管理[1]

❶ **代表的な症状**
- 感覚神経障害（筋力低下、感覚消失など）。まれに四肢・体幹の運動障害や嚥下困難、呼吸困難が生じることもある。
- Grade2以上の場合は、リウマチ・膠原病内科医と相談する。

❷ **Grade1（無症状～軽度）**：免疫チェックポイント阻害薬の投与継続
- モニタリングを継続する。
- 対症療法（アセトアミノフェン、NSAIDs）を行う。

❸ **Grade2（中等度）**：免疫チェックポイント阻害薬の投与休止を検討
- 対症療法による症状緩和を行う。
- ステロイド少量投与（プレドニゾロン10～20mg/日）を3～4週間継続する。

❹ **Grade3（高度）**：免疫チェックポイント阻害薬の投与中止
- ステロイド少量投与（プレドニゾロン20mg/日）が無効な場合、メトトレキサート、抗IL-6受容体抗体薬などを考慮する（保険適用外）。

免疫関連関節炎の管理[1]

❶代表的な症状
- 軽度な場合は関節痛・関節炎のみ。中等度以上になると紅斑・腫脹を伴う。
- Grade2以上の場合は、リウマチ・膠原病内科医に相談する。

❷Grade1(軽度):免疫チェックポイント阻害薬の投与継続
- 対症療法(アセトアミノフェン、NSAIDs)を行う。

❸Grade2(中等度):免疫チェックポイント阻害薬の投与休止を検討
- 対症療法による症状緩和を行う。
- ステロイド投与(10mg以下)を検討する。

❹Grade3以上(高度):免疫チェックポイント阻害薬の投与中止
- ステロイド全身投与(プレドニゾロン0.5〜1 mg/kg相当)を開始する。
- ステロイドの効果がみられない場合は、メトトレキサート、抗TNF-α抗体薬、抗IL-6受容体抗体薬などを考慮する。

● ケアのポイント

❶投与前
- しびれがないかを確認する。
- セルフモニタリング(症状の変化に気をつける)のため、日ごろから患者日誌を使用することを勧める。
- 疑わしい症状が出現した場合、相談・受診のめやす・緊急時の連絡先を明確に伝える。

❷投与後
- 「手足のしびれ」「力の入りにくさ」を感じるか確認する。
- 「ものを飲み込みにくい」「呼吸が苦しい」などの症状の有無を確認する。
- 薬物治療(ステロイドを含む)における副作用マネジメントを行う。
- できるだけ早期に発見することが重要であることを説明し、症状をモニタリングするよう患者・家族に教育する。
- 日常生活に支障をきたす症状(Grade2以上)が出現した場合、すみやかに連絡するように伝える。
- ADL低下に対する生活支援が必要か確認する。

(坂本節子)

〈文献〉
1. 里美(津下)奈都子:神経障害(脳炎を含む). がん看護2018;23:669-671.
2. 日本臨床腫瘍学会編:がん免疫療法ガイドライン第3版. 金原出版, 東京, 2023:73-80.
3. 池部美緒:神経・筋障害. 中西洋一監修, 渡辺裕之, 辻敏和他編, フローチャート抗がん薬副作用. じほう, 東京, 2020:252-263.

Memo

神経・筋の障害

認知機能障害

【定義】記憶、見当識、注意機能、遂行機能、情報処理、言語機能、視空間認知、学習機能など多岐にわたる脳機能の障害の総称。がん患者に認められる認知機能障害はCRCIと総称され、なかでもがん薬物療法に伴う認知機能障害はCICIもしくはケモブレイン(chemobrain)と呼ばれる。
【アセスメントスケール】CTCAE Ver.5(神経系障害 認知障害、集中力障害、記憶障害など)、FACT-Cog(主観的評価)、MMSE-Jや日本語版MoCA(客観的評価)
【参考ガイドライン】成人:該当なし。小児:COG長期フォローアップガイドラインVer.3日本語訳(日本小児がん研究グループ)

発症機序

- 年齢や遺伝的要因など個別性の要因や、がん関連の炎症、合併症や依存症などの臨床的要因が複合的に関与すると考えられているが、発症機序は十分に明らかにされていない。
- 臨床研究や動物実験では、薬物療法による炎症性サイトカインの制御異常やホルモンの変化、神経伝達物質の制御異常、酸化ストレス、神経新生の問題などが想定されている。

関連する主ながん治療薬

- アントラサイクリン系薬
- シスプラチン
- タキサン系薬
- メトトレキサート
- 内分泌療法 など

● 症状発現時期（めやす）

	投与開始	投与終了
認知機能障害	詳細はわかっていない	

- 治療終了後数年が経過した時点も症状が持続したという報告もある（研究により発症率や症状の発現時期・持続期間は異なる）

● 緊急度の見きわめ（鑑別のポイント）

緊急対応が必要	（まれに）白質脳症、脳炎、髄膜炎
重点的対応が必要	脳転移、がん性髄膜炎、トルーソー症候群
慎重な対応が必要	認知症、せん妄、抑うつなどの心理精神的問題

● アセスメントと対応

Point

- 症状が比較的軽度で、簡易的な認知機能検査では正常範囲となることがあり、主観的評価と客観的評価の乖離がみられやすく、医療者に見過ごされやすい。
- 退院後の日常生活のなかで問題が明らかになることがある。入院・外来など、さまざまな患者とのかかわりのなかで、患者が感じている認知機能の変化や問題を見逃さない。
- 増悪因子となりうる他の症状（不眠やストレスなど）、セルフケアとして取り入れられそうな軽減因子の有無を確認し、認知機能障害による問題への対処方法を患者とともに考える。

投与開始前

- がん薬物療法開始前から、認知機能障害や心理精神的問題を有する場合もある。投与開始前に、自覚症状の有無の確認や、家族からの情報収集を行い、必要に応じて精神腫瘍科や心理士など専門職による評価を検討する。
- がん薬物療法により認知機能障害が生じる可能性があることを投

与開始前から患者に説明し、起こりやすい障害や日常生活の問題の具体例を伝える。症状について記録をつけ、気になる症状があれば医療者に相談するように説明する。

投与中

- 日常生活の問題や症状についての記録を確認し、医療者から認知機能障害の有無や生活への影響を積極的に確認していく。
- 日常生活や就労・就学の問題について、医師やリハビリテーションスタッフ、MSWなどと多職種で情報共有し、支援方法を検討する。
- 症状への対処例については→p178を参照。

● ケアのポイント（セルフケア支援）

❶周囲との相談
- 家族や職場など周囲の人に状況を話し、サポートを受けられるように相談する。

❷軽い運動
- 体調に合わせてストレッチやヨガ、ウォーキングなど軽い運動を行うことで気分転換になったり、疲労感の軽減につながることがある。

❸認知トレーニング
- パズルや計算問題などを行い、精神面の刺激を加える。

(藤井美希)

〈文献〉
1. 谷向仁編著：がんと認知機能障害―気づく、評価する、支援する．中外医学社，東京，2020．
2. 田邊沙央里，小松浩子，矢ヶ崎香：化学療法による認知機能障害の有病率とQOLへの影響に関するシステマティックレビュー．日がん看護誌 2023；37(1)：121-131．

症状への対処(例)

症状や日常生活の問題	対処方法
記憶障害	
●物を置いた場所がわからなくなる ●よく物をなくすようになる ●仕事で指示された内容を忘れてしまう ●薬の飲み忘れ・飲み間違い	●物を同じ場所に置く ●メモ、アラームを活用する ●To doリストを作ってチェックする ●他者とダブルチェックする
注意機能障害	
●長時間の仕事や勉強に集中が続かない ●周囲の音や話し声が気になり、集中できない	●定期的に休憩を挟む ●集中しやすい静かな環境を整える ●仕事の量や時間を減らすことを周囲に相談する
ワーキングメモリーの低下	
●同時に複数の仕事や課題をこなすのが難しい ●情報量の多い指示を一度に理解するのが難しい	●同時に複数のことをせず、1つずつ行う ●指示は分割したり、書面で提示したりしてもらう
遂行機能障害	
●物事を順序だてて行うことができない ●効率的に作業できない	●スケジュールや作業のルーチン化 ●工程を簡単にする ●スケジュールや工程をリストにし、進捗を確認する
言語の流暢性、言語記憶の低下	
●自分の言いたいことや物の名前を思い出すのに苦労する ●会話のなかで、言いたいことがすぐにまとまらない	●ジェスチャーや指差しを活用する ●仕事の報告はメールや書面で行う

(藤井美希)

10 内分泌障害

irAE 1型糖尿病

【定義】自己免疫を基礎にした膵島β細胞の破壊と消失によるインスリン作用不足が主な原因となり、発症するもの。糖尿病全体の10％未満で、発症・進行様式により劇症・急性発症・緩徐進行の3つに分類される。
【アセスメントスケール】CTCAE Ver.5（高血糖）
【参考ガイドライン】がん免疫療法ガイドライン第3版（日本臨床腫瘍学会）

● 発症機序

- 主に自己免疫を基礎にした膵島β細胞の破壊によるインスリンの枯渇である。
- PD-1阻害薬で2.26～3.49％、PD-L1阻害薬で0.3～0.69％の発症頻度と報告がある。

● 関連する主ながん治療薬

- **免疫チェックポイント阻害薬**：ニボルマブ、イピリムマブ、ペムブロリズマブ、アテゾリズマブ、アベルマブ、デュルバルマブなど

● 症状発現時期

	投与開始	1か月後	2か月後	3か月後
1型糖尿病	5～448日（平均49日）などの報告[1]がある			

緊急度の見きわめ（重症度評価のポイント）

> 進行すると昏睡となり、死に至る

緊急対応が必要	●全身倦怠感や意識障害（血糖値上昇とケトーシスやケトアシドーシス合併による）など
重点的対応が必要	●高血糖症状（口渇や多飲、多尿など）
慎重な対応が必要	—

アセスメントと対応

Point

- 劇症1型糖尿病は急激に重篤化し、致死的な転帰をたどる可能性もある。
- 高血糖症状を認めた場合には、糖尿病専門医などと連携し、すみやかにインスリン治療を行うなど対応が必要となる（原則、入院加療）。

投与開始前～投与中

1. 症状モニタリング

- 無症状でも、血液検査で血糖値を受診ごとに確認する。
- 口渇、多飲、多尿などの高血糖症状の有無を確認する。
- 前駆症状に注意する。

前駆症状（例）

- 上気道炎症状（発熱、咽頭痛など）
- 消化器症状（上腹部痛、悪心・嘔吐など）

- あらかじめ症状について説明し、日々セルフモニタリングを行い、症状出現時にはすみやかに病院に電話連絡するよう、教育を行う。

2. 検査

- 免疫チェックポイント阻害薬の投与開始前には、血糖値やHbA1C、尿一般検査を行う。

- 免疫チェックポイント阻害薬の治療日にも、毎回血糖値と尿一般検査を行う。
- 必要に応じて、自宅でも週1回程度、自己尿糖試験紙で尿糖を確認する。

高血糖症状出現時

1. 検査
❶血液検査
- 血糖値、HbA1C、血中インスリン、血中Cペプチド、血中総ケトン体、電解質(Na、K、Cl)、血ガス(HCO_3^-、pH)

❷尿検査
- 尿糖、尿ケトン体

2. 患者状態の確認
- 口渇、多飲、多尿、意識障害、消化器症状、感冒症状の有無と程度を確認する。
- 食事内容や水分摂取量を確認する。
- 他のirAEの合併やステロイド治療歴について確認する。

3. セルフケア支援
- 血糖測定、インスリン注射の手技獲得に向けた教育指導を行う。
- 再度、高血糖や低血糖症状と出現時の対応について説明を行う。
- 免疫チェックポイント阻害薬による治療がいったん休薬となること、1型糖尿病と診断されると「生涯インスリン治療が必要」と説明されることから、心理面に配慮する。

4. 初期治療
- 糖尿病の既往がない場合、自覚症状がなくても空腹時血糖126mg/dL以上または随時血糖200mg/dL以上であれば1型糖尿病を疑い、当日から治療を開始する(後述)。
- 治療開始後、血糖値と電解質は1時間ごとに測定する。
- 1時間に50〜80mg/dLの血糖低下を目標とし、インスリン投与量を増減し、血糖値が250mg/dL未満になったら、生理食塩液を5〜10%ブドウ糖液に切り替え、インスリンも減量する。
- ケトーシスが消失し、状態が安定したら、強化インスリン療法で1日4回注射法などを行う。

重症度別の対処

Grade1	**無症状または軽度の症状、空腹時血糖＜160mg/dL**
	● 免疫チェックポイント阻害薬は継続可能だが、<mark>短期間での血糖の再評価が必要</mark> ● 1型糖尿病の発症段階である可能性を疑い、血糖評価を繰り返す ● 内因性インスリン、Cペプチドの評価を繰り返し考慮する
Grade2	**中等度の症状、空腹時血糖160-250mg/dL**
	● 症状が改善するまで<mark>免疫チェックポイント阻害薬を休薬</mark> ● 内分泌専門医と協議 ● アシドーシスの徴候の有無を評価 ● インスリン投与の開始を考慮
Grade3 以上	**重症の症状、空腹時血糖250mg/dL以上**
	● 適切に治療し、症状がGrade1以下に戻るまで<mark>免疫チェックポイント阻害薬は休薬</mark> ● <mark>緊急で</mark>内分泌専門医と協議 ● インスリン投与を開始し、入院管理 ● 意識障害を生じた場合、糖尿病ケトアシドーシスの治療を実施 ❶脱水の補正：生理食塩水補液を500-1,000mLから開始 ❷インスリンの補充：速効型インスリン0.14単位/kg/時で持続静注開始（または速効型インスリン0.1単位/kg/時を持続静注） ❸電解質の補正：K値を補正 ❹治療開始後1時間ごとに血糖値を測定

国立がん研究センター内科レジデント編：がん診療レジデントマニュアル 第9版. 医学書院, 東京, 2022：552. より一部改変のうえ転載

● ケアのポイント(初期治療後)

- 血糖値の継続モニタリングを行う。
- インスリン注射が確実に行えているか確認する。
- 自己管理が確実に行えているか確認し、継続できるよう療養意欲を支持する。

(土井久容)

〈文献〉
1. Akturk HK, Kahramangil D, Sarwal A, et al. Immune checkpoint inhibitor-induced Type 1 diabetes: a systematic review and meta-analysis. *Diabet Med* 2019; 36: 1075-1081.
2. 日本臨床腫瘍学会編:がん免疫療法ガイドライン第3版. 金原出版, 東京, 2023.
3. 国立がん研究センター内科レジデント編:がん診療レジデントマニュアル第9版. 医学書院, 東京:2022.

10 内分泌障害

irAE 甲状腺機能障害

【定義】甲状腺ホルモンの産生や分泌の異常が起こり、血中甲状腺ホルモン濃度が増加あるいは低下している状態。甲状腺機能の低下をきたす「甲状腺機能低下症」と、甲状腺ホルモン過剰となる「甲状腺中毒症」がある。

【アセスメントスケール】CTCAE Ver.5（甲状腺中毒症、甲状腺機能低下症）

【参考ガイドライン】がん免疫療法ガイドライン第3版（日本臨床腫瘍学会）、免疫チェックポイント阻害薬による内分泌障害の診療ガイドライン2018（日本内分泌学会）

発症機序

- 免疫チェックポイント阻害薬（ICI）による甲状腺機能障害は、ICI投与で活性化した甲状腺自己免疫による以下の2つの機序で生じる。
- ❶ 甲状腺が破壊され甲状腺ホルモンが血液中に漏出し（破壊性甲状腺炎）、甲状腺機能亢進症を経て甲状腺機能低下症に至る
- ❷ 甲状腺ホルモンの産生・分泌が低下し、徐々に甲状腺機能低下症に至る
- 甲状腺自己抗体陽性患者で発生頻度が高い傾向にあり、多くは軽症（Grade1〜2）である。
- まれに、抗CTLA-4抗体によるバセドウ病が発症することもある。

関連する主ながん治療薬

- **PD-1阻害薬**（発症率8.6%）：ニボルマブ、ペムブロリズマブ、セミプリマブ
- **PD-L1阻害薬**（発症率2〜4%）：デュルバルマブ、アテゾリズマブ、アベルマブ

- **CTLA-4阻害薬**(発症率4％未満)：イピリムマブ、トレメリムマブ

症状発症時期(めやす)

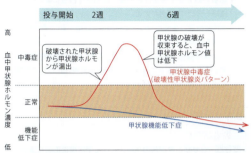

- 一般的に、甲状腺機能亢進症はICI投与開始から2～6週後、甲状腺機能低下症は12週後程度に発症することが多い(治療開始1年後や治療終了後に発症することもある)
- <u>投与期間中～終了後6か月程度はFT4、TSHなどのモニタリングの継続が推奨されている</u>

緊急度の見きわめ(鑑別のポイント)

緊急対応が必要	甲状腺クリーゼ 感染症
重点的対応が必要	中毒症状(特に心房細動・頻脈など交感神経症状)、甲状腺腫脹
慎重な対応が必要	甲状腺機能・電解質検査データ値異常、自己免疫疾患の既往、併用抗がん薬

- 甲状腺機能障害に伴う自覚症状(疲労感、食欲低下、体重減少、下痢など)は、がん治療中によくみられる症状で、原疾患由来の症状や併用抗がん薬の副作用との鑑別が難しい。
- 患者の訴えや生活状況を聴取し、早期発見の手がかりとなる情報・訴えを見逃さないようにする。
- 無症状の場合もあるため、定期的な検査の実施と検査データ値の推移も定期的に確認することが推奨される。

● アセスメントと対応

> **Point**
> - 患者の訴えや生活状況の把握、定期的な検査によるデータ推移を確認することが大切。
> - 甲状腺機能障害発症時は下垂体機能も評価する(下垂体機能異常を併存していることがある)。
> - 甲状腺機能低下症は、恒久的なホルモン補充療法を必要とする場合がほとんどであり、長期的な補充療法についての情報提供や精神的なケアも行う。

投与開始前

1. 患者状態の確認
- 既往歴・治療歴と治療前のベースとなる甲状腺機能の検査データ値を確認する。

治療前に検査する項目
● 抗TPO抗体　● 抗Tg抗体 ● TSH　● FT　● FT3

抗TPO抗体、抗Tg抗体陽性患者は、甲状腺機能障害の発症率が高いため注意

- 自己免疫疾患併存患者に対するICI投与の場合、自己免疫疾患の増悪(フレア)リスクは上昇するが、ICIの有効性は保たれるとされるため、慎重にICIの投与を検討する。

2. 患者教育
- 患者や家族に定期的なセルフチェックと異常の早期発見・対応の必要性を指導し、受診行動がとれるように支援する。
- 甲状腺機能障害は、早期発見・対応により治療継続が可能である。しかし、Grade3のirAEを発症し治療中止となった16名中4名が「症状を自覚していたが、本人が緊急性なしと判断し、予約日まで受診しなかった」との報告[4]もあり、患者教育の重要性が示唆される。

投与中

- 関連症状の有無と程度を聴取する。症状が非特異的で多彩であるため、患者の訴えや生活状況を聴取し、情報を見逃さない。

	甲状腺機能低下症	甲状腺機能亢進症
自覚症状	易疲労感、寒がり、抑うつ、食欲低下、便秘	動悸、息切れ、発汗過多、いらつき、四肢振戦、下痢
臨床所見	皮膚乾燥、体重増加、筋力低下、徐脈、血圧低下、脱毛	眼球突出、体重減少、心房細動、血圧上昇
臨床検査値	TSH↑、FT4↓、FT3↓	TSH↓、FT4↑、FT3↑

- 長期投与で症状の出現なく経過するとセルフチェックが不十分になりやすい。定期的にセルフチェックと異常の早期発見・対応の必要性の再認識を促し、受診行動がとれるよう支援する。
- 血液検査結果と症状から、甲状腺機能の状態を評価する。

1. 甲状腺機能低下症[1]

❶ Grade1(無症状、TSH＜10mL/l)：ICI投与継続
  - 2～3週ごとにTSH、FT3、FT4の推移をモニタリングし、症状の発現を注意深く観察する。

❷ Grade2(中等症、TSH≧10mL/l)：ICI投与休止を検討
  - 症状がある場合や、無症状でもTSH 2桁の場合は、甲状腺ホルモン療法を開始する。
  - 定期的に甲状腺機能検査を実施する。

❸ Grade3以上(高度)：ICI投与休止
  - 内分泌専門医と相談する。
  - 粘液水腫性昏睡の症状(徐脈→低体温)があれば、集学的治療を行う。
  - 症状安定後はGrade2に準じて治療・評価する。

2. 甲状腺機能亢進症 / 甲状腺中毒症[1]

❶ Grade1(無症状～軽度)：ICI投与継続
  - 甲状腺機能亢進の消失もしくは甲状腺機能低下状態になるまで、2～3週ごとにTSH、FT4のモニタリングを継続する。

❷ Grade2(中等症)：ICI投与休止を検討
  - 動悸から手指振戦などの症状があれば、β遮断薬投与を行う。
  - 2～3週ごとに甲状腺機能検査を実施する。
  - 6～8週経過しても甲状腺中毒症が改善しない場合、バセドウ病と鑑別する。

❸ **Grade3以上（高度）**：ICI投与休止を検討
- 内分泌専門医と相談する。
- β遮断薬投与を行う。
- 1〜3週ごとの臨床検査を継続する。
- 甲状腺クリーゼの場合、ICUにて集学的治療を実施する。

● ケアのポイント（投与終了後）

- 甲状腺機能障害は不可逆的な場合がほとんどであり、原疾患の治療終了後でも恒久的なホルモン補充療法を必要とすることが多い。必要性を理解してもらい、治療が継続できるよう精神的支援とともに行う。
- 投与終了後も甲状腺機能障害が出現する可能性があるため、継続して患者や家族に定期的なセルフチェックと異常時の受診行動がとれるように支援する。

（磯貝佐知子）

〈文献〉
1. 日本臨床腫瘍学会編：がん免疫療法ガイドライン第3版．金原出版，東京，2023：102．
2. 赤水尚史総監修，稲葉秀文，岩間信太郎，有安宏之 他監修：irAEアトラス® 内分泌系 甲状腺機能障害．https://www.iraeatlas.jp/（2024.11.24アクセス）．
3. 日本内分泌学会：免疫チェックポイント阻害薬による内分泌障害の診療ガイドライン．日内分泌会誌 2018；94（Suppl）：1-11．
4. 吉田弘樹：irAE発現時の受診状況の実態調査．日臨腫瘍薬会誌2020；15：212．

10 内分泌障害

irAE
下垂体・副腎機能異常

【定義】ICIによる下垂体機能低下症。副腎機能異常は、ICIによる原発性副腎皮質機能低下症と、下垂体機能低下症によるACTH分泌低下で生じる続発性副腎皮質機能低下症がある。
【アセスメントスケール】CTCAE ver.5（下垂体機能低下症、原発性副腎皮質機能低下症）
【参考ガイドライン】がん免疫療法ガイドライン第3版（日本臨床腫瘍学会）、免疫チェックポイント阻害薬による内分泌障害の診療ガイドライン2018（日本内分泌学会）

● 発症機序

- 免疫チェックポイント阻害薬（ICI）による下垂体機能低下症の機序を以下に示す。
    1. ICI投与で活性化した自己免疫が下垂体を障害することで生じる（他のirAEと同様）
    2. 下垂体表面に発現しているCTLA-4に、抗CTLA-4抗体が直接結合することで免疫反応が惹起されることで生じる
- 最も多いのはACTH単独欠損症だが、抗CTLA-4抗体投与時には複合型下垂体機能低下症も起こりうる。

ACTH単独欠損症	副腎皮質刺激ホルモン（ACTH）分泌が単独で低下するもの
複合型下垂体機能低下症	ACTHを含む複数の下垂体前葉ホルモン（成長ホルモンやプロラクチンなど）分泌が低下するもの

- 下垂体炎の症状として下垂体腫脹による頭痛が起こる。ホルモン欠乏症状として副腎皮質機能低下による倦怠感・食欲低下などが

生じる。
- irAEによる原発性副腎皮質機能低下症は、ICI投与で活性化した自己免疫が副腎の正常細胞を攻撃することにより炎症が起こり、副腎機能低下に至ると推測される。

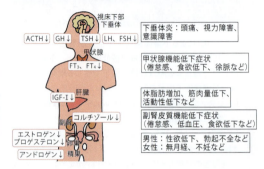

関連する主ながん治療薬

- **PD-1阻害薬**：ニボルマブ、ペムブロリズマブ、セミプリマブ
- **PD-L1阻害薬**：デュルバルマブ、アテゾリズマブ、アベルマブ
- **CTLA-4阻害薬**：イピリムマブ、トレメリムマブ

	下垂体機能低下症の発症率	原発性副腎皮質機能低下症
抗PD-1抗体薬	1％未満	1％未満
抗PD-L1抗体薬	1％未満	1％未満
抗CTLA-4抗体薬	イピリムマブ：3.49% トレメリムマブ：1.0%	イピリムマブ：3.49% トレメリムマブ：1.7%

● 症状発現時期（めやす）

	投与開始	6週	12週
下垂体機能低下症	4週、70週以上の報告もある		6～12週が多い
原発性副腎皮質機能低下症	4週～数か月が多い		

● 緊急度の見きわめ（鑑別のポイント）

緊急対応が必要	副腎クリーゼ（重度の腹痛、強い脱力感、ショック状態など）
重点的対応が必要	下垂体機能低下・副腎皮質機能低下に伴う自覚症状（倦怠感、無気力など） 脳腫瘍、下垂体腫瘍（頭痛など）
慎重な対応が必要	ACTH・コルチゾール低値、甲状腺機能・電解質データ値異常 血糖値異常、併用抗がん薬

● アセスメントとケア

Point

- 自覚症状が非特異的で多彩なため、原疾患由来の症状や併用抗がん薬の副作用との鑑別が難しい。患者の訴えや生活状況を聴取し、ふだんの症状からの変化を見逃さない。
- 初期段階では無症状の場合が多いため、定期的な副腎皮質ホルモン検査値を確認する。
- 副腎皮質ホルモン欠乏状態が持続すると副腎クリーゼとなる。患者や家族が受診行動をとれるよう指導する。
- 恒久的なホルモン補充療法を必要とする場合が多いため、情報提供や精神的ケアも行う。

投与開始前

1. 患者状態の確認
- 既往歴・治療歴と治療前のベースとなる下垂体・副腎皮質機能データ値を確認する。

検査項目

- Na ● Ca ● P ● K ● Cl ● TSH ● FT4 ● FT3
- ACTH ● 血糖 ● コルチゾール

2. 患者教育
- 患者や家族に定期的なセルフチェックと異常の早期発見・対応の必要性を指導し、受診行動がとれるように支援する。
- 下垂体機能低下症・原発性副腎皮質機能低下症出現時の院内の対応(対処方法・連携体制など)を確認しておく。

投与中

- 関連症状の有無と程度を聴取する。非特異的で多彩であるため、患者の訴えや生活状況を聴取し、情報を見逃さない。
- ホルモン補充療法開始後には内服アドヒアランスを確認し、ホルモン補充療法に対する副作用への対応や精神的支援を行う。
- 長期投与で症状の出現なく経過すると、セルフチェックが不十分になりやすい。そのため、定期的にセルフチェックと異常の早期発見・対応の必要性を再認識してもらい、受診行動がとれるように支援する。
- 下垂体機能低下症・副腎皮質機能低下症の状態評価を行う[1]。

1. 下垂体機能低下症[1]

❶Grade1(無症状〜軽度)：ICIの投与休止
- 内分泌専門医と相談する。
- 早朝血中ACTH・コルチゾールで低下症が疑われたら、負荷テストを施行する。
- 軽度の副腎不全様症状や検査で副腎不全が疑われた場合は、ヒドロコルチゾン15〜20mg/日を経口投与し変化を観察する。
- 必要に応じ、レボチロキシンを少量から開始する。
- 副腎不全がある場合は先にステロイドを投与し5〜7日後にレボチロキシンを開始する。

❷ **Grade2（中等症）**：ICIの投与休止
- Grade1の対処方法に加え、以下を実施する。
  ① 下垂体画像検査の実施を検討
  ② ベースラインに回復するまで甲状腺機能・血液検査を頻回に実施

❸ **Grade3（重症だが生命の危険はない）**：ICIの投与休止
- Grade2の対処方法に加え、以下を実施する。
  ① 入院のうえ下垂体機能検査を実施
  ② 副腎不全症状や、検査で副腎不全が疑われた場合は、ヒドロコルチゾン15～30mg/日を経口投与（症状が落ち着いたら15～20mg/日に漸減）
  ③ 甲状腺ホルモン補充療法はGrade1と同様に実施

❹ **Grade4（副腎クリーゼの疑い）**：ICIの投与中止
- 入院（敗血症を除外し全身管理）が必要となる。
- 内分泌専門医と相談する。
- 血中ACTH・コルチゾールを測定し、ただちにヒドロコルチゾン100～200mg/日を投与する。
- 画像・血液など機能検査を行う。

2. 原発性副腎皮質機能低下症[1]

❶ **Grade1（無症状～軽度）**：ICIの投与休止
- 内分泌専門医と協議する。
- 早朝血中ACTH・コルチゾールで低下症が疑われたら、負荷テストを施行する。
- 軽度の副腎不全様症状がある場合や上記検査で副腎不全が疑われた場合、ヒドロコルチゾン15～20mg/日を経口投与する。

❷ **Grade2（中等症）**：ICIの投与休止
- Grade1の対処方法を実施する。
- ベースラインに回復するまでホルモン・血清生化学検査を頻回に実施する。

❸ **Grade3（重症だが生命の危険はない）**：ICIの投与休止
- Grade2の対処方法を実施する。
- 入院のうえ副腎皮質機能検査を実施する。
- 副腎不全症状がある場合や検査で副腎不全が疑われた場合、ヒドロコルチゾン15～30mg/日を経口投与（症状が落ち着いたら15～20mg/日に漸減）する。

- ❹ **Grade 4（副腎クリーゼの疑い）：ICIの投与中止**
  - 入院（敗血症を除外し全身管理）が必要となる。
  - 内分泌専門医と相談する。
  - 血中ACTH・コルチゾールを測定し、ただちにヒドロコルチゾン100〜200mg/日を投与する。
  - 心機能監視下に生理食塩液1,000mL/時で点滴静注を行う。
  - 全身状態が安定したら副腎皮質機能検査を実施する。

ケアのポイント（投与終了後）

- 下垂体・副腎皮質機能低下症は不可逆的な場合が多く、原疾患の治療終了後も恒久的なホルモン補充療法が必要となる。長期的な補充療法の必要性を理解して継続できるよう、精神的支援を行う。
- 投与終了後も下垂体・副腎皮質機能低下症が出現する可能性がある。継続して、患者や家族に定期的なセルフチェックと異常時の受診行動がとれるような支援を行う。

（磯貝佐知子）

〈文献〉
1. 日本臨床腫瘍学会編：がん免疫療法ガイドライン第3版．金原出版，東京，2023；96．
2. 有馬寛総監修，岩間信太郎，大月道夫監修：irAEアトラス® 内分泌系 副腎皮質機能低下症．https://www.iraeatlas.jp/（2025.1.30アクセス）．
3. 有馬寛総監修，岩間信太郎，蔭山和則監修：irAEアトラス® 内分泌系 下垂体機能低下症．https://www.iraeatlas.jp/（2025.1.30アクセス）．
4. 日本内分泌学会：免疫チェックポイント阻害薬による内分泌障害の診療ガイドライン．日内分泌会誌2018；94（Suppl）：1-11．

11 その他の症状

倦怠感

【定義】がんやがん治療に関連した身体的・精神的・認知的な疲労あるいは消耗で、最近の活動に比例せずに起こり、日常生活を妨げる苦痛を伴う持続的・主観的感覚。
【アセスメントスケール】CTCAE Ver.5(倦怠感)
【参考ガイドライン】NCCN Guidelines Cancer-Related Fatigue(NCCN)

● 発症機序

- 明確な発症機序は不明。
- 欧州緩和ケア学会(EAPC)は、病態生理別に、腫瘍に関連する炎症性サイトカインが関与する一次的倦怠感と、貧血・感染・薬剤などに関連する二次的倦怠感に分類している。

一次的倦怠感	● 炎症性サイトカイン(腫瘍壊死因子、インターロイキンなど)が中枢および末梢に作用し、倦怠感をきたすという仮説 ● 中枢性機序:視床下部－下垂体－副腎系の障害、セロトニン調節障害など ● 末梢性機序:ATP再生障害による筋力低下	がん関連倦怠感(CRF)
二次的倦怠感	● 貧血、脱水、電解質異常、臓器不全、感染症、精神疾患、内分泌疾患、薬剤などが関与[1]	

- 徐々に症状が軽減することが多い
- 投与回数を重ねるとだるさを感じやすくなり、治療が終了しても症状が続く場合もある

● 関連する主ながん治療薬

- **アルキル化薬**：イホスファミド、シクロホスファミド
- **代謝拮抗薬**：シタラビン、エノシタビン
- **白金製剤**：シスプラチン、カルボプラチン
- **生物学的応答調節薬**：インターフェロン

● 症状発現時期（めやす）

| 投与開始 | 1週目 | 2週目 | 3週目 | 4週目 |

頻度 高

2～3日がピーク
（3～14日ごろまで持続することも）

● 緊急度の見きわめ（鑑別のポイント）

緊急対応が必要	irAE（1型糖尿病、副腎皮質機能障害、甲状腺機能障害、肝機能障害、腎機能障害）
重点的対応が必要	電解質異常、悪液質、手術侵襲、放射線照射
慎重な対応が必要	支持療法薬、心理・社会的要因など

> 倦怠感は、がん患者が体験する一般的な症状

注意したい「ちょっとした変化」の例

- いつもの動作やケアを拒否する
- 髭剃りや歯磨き、爪切りなどをしなくなる
- 身だしなみへの配慮がみられない
- 声のトーン、表情がいつもと違う
- コミュニケーションのとりかたが変わった　など

● アセスメントと対応

> **Point**
> - 症状の感じかた・訴えかたは患者個々によって異なるため、「だるいと言っていないから大丈夫」と安易に判断しない。
> - 免疫チェックポイント阻害薬を使用している患者に倦怠感が出現した場合、irAE（緊急度の高い内分泌障害）を想定し、症状の程度の観察や検査データの確認を行う。
> - 倦怠感の治療薬はない。その患者にとって「倦怠感が軽減すること」をともに検討・実施する。

投与前・中・後にわたって注意すること

- 病状・治療内容を理解し、疾病の進行度、有害事象の有無と程度を把握して対応することが大切である。

1. 患者の表現に耳を傾ける

- 倦怠感は、一般的に「だるさ」として表現されるが、地域による独特な言い回しがある。

独特な言い回しの例

- えらい　　● こわい　　● しんどい　　など

- 「疲れやすいですか」「おっくうに感じますか」「横になっていたいと感じますか」など、表現を変えて聴く。

2. 多角的にアセスメントする

- 倦怠感は、身体的倦怠感、精神的倦怠感、認知的倦怠感の3つに分類されることをふまえてアセスメントする。

身体的倦怠感	易疲労性、活動性の低下
精神的倦怠感	意欲、気分、活力の低下
認知的倦怠感	集中力の低下、忘れっぽくなる、言い間違い

3. 日常生活への影響をみる

- 倦怠感が強くなると、日常生活への影響が生じる。患者の「ちょっとした変化」を見逃さないよう、注意深く観察する。

ケアのポイント

- 倦怠感には有効な薬物療法がない。
- 日常生活における活動と休息のバランスを考えながら、患者の倦怠感の軽減につながるケアを、患者と一緒に見つけていく。

休息時間の確保	● 1日のなかでのエネルギー配分を考える ● 生活リズムのなかで、調子のよい時間帯に優先性の高い活動を組み込む
体調が許す範囲での運動やマッサージ	● 休息は必要だが、寝てばかりでは、余計に倦怠感が増す ● ベッドから出て散歩する、ベッド上で他動的に上下肢の関節運動を行うなど、適度な運動を勧める ● ウォーキング、トレッドミル、エルゴメーターなどを使った運動を、1回20～30分、週3～7回行うと効果的
リラクセーションや気分転換	● マッサージやアロマセラピーなど、患者が快刺激を得られそうなことを取り入れる
二次的倦怠感の原因への対処	● 痛み、貧血、感染症、抑うつ、脱水、睡眠障害、薬剤の副作用などについては対処可能な場合がある ● 治療効果や副作用、全身状態や予後、患者や家族の希望を勘案して治療内容を検討する

- 「だるいから動かない→筋力や体力の低下→廃用症候群」という悪循環を防止する。

(節原光江)

〈文献〉
1. 足立誠司：がん関連倦怠感．臨床泌尿器科 2023；77(8)：630-636．
2. 松尾直樹：倦怠感－Cancer-related fatigue．Cancer Board Square 2019；5(1)：90-95．
3. 玉木秀子, 利根川絹恵：倦怠感×緊急性を見極めるケア．がん看護 2023；28(5)：479-482．

11 その他の症状

味覚障害

【定義】口の中に何もないのに特定の味がする(自発性異常味覚)、食べ物本来の味がしない、何を食べても同じ味がする(異味症)、味を感じにくくなった(味覚減退)などの状態をいう。
【アセスメントスケール】CTCAE Ver.5(味覚不全)
【参考ガイドライン】なし

● 発症機序

● がん治療薬による味覚障害は、主に以下の4つの機序で生じる。

味蕾への直接的傷害	● 味蕾のターンオーバーは7〜10日で、抗がん薬の影響を受けやすい
唾液分泌量の減少	● 味物質は唾液によって味蕾へ運搬されるが、唾液分泌量の減少によりその機能は低下する
末梢神経障害(脳への伝達障害)	● がん治療薬により、味覚を支配する顔面神経、舌咽神経、迷走神経が障害され、味覚刺激が伝達されなくなる
亜鉛欠乏	● 味覚変化による経口摂取量の低下によるもの ● フルオロウラシル投与患者では、亜鉛の吸収障害が起こる

上記以外の味覚障害の要因

● 口腔内の不衛生、口腔粘膜炎、カンジダ性口内炎は、味覚の感受性を低下させる。
● 加齢に伴う味蕾の萎縮・消失、過度のストレスや不安によって

も、味覚の変化が起こる。

関連する主ながん治療薬

- **細胞障害性抗がん薬**：パクリタキセル、ドセタキセル、ドキソルビシン、フルオロウラシル、カルボプラチン、オキサリプラチン、ベンダムスチン　など
- **分子標的薬**：アファチニブ、アレクチニブ、クリゾチニブ、スニチニブ、レンバチニブ　など

発症発現時期（めやす）

	投与開始	1週間後	2週間後	3週間後
味覚障害				

- がん薬物療法による味覚変化は一時的。投与後4〜5日に発症し、治療終了後3〜4週間程度で改善することが多い
- ただし、遷延し、慢性的な味覚障害に陥る場合もある

緊急度の見きわめ（鑑別のポイント）

緊急対応が必要	—
重点的対応が必要	栄養不良 栄養過多
慎重な対応が必要	カンジダ性口内炎、過度のストレス

> がん薬物療法を受ける患者の45〜84%が何らかの味覚変化を感じているとされる

- 味覚障害はQOL低下や精神的苦痛を伴うため、がん治療が継続できるよう支援していく必要がある

アセスメントと対応

Point

- 患者が味覚障害を訴えることは少なく、食欲不振や体重減少などを契機に発見される。
- 偏った食事による塩分の過剰摂取、体重増加(浮腫)や肝機能障害にも留意する。
- 現時点で予防法・治療法は確立されておらず、亜鉛投与や漢方薬の有効性を高く支持する明確なエビデンスはない。血清亜鉛が低値の場合は、酢酸亜鉛水和物製剤を服用する(基本的には対症療法)。

投与前:患者・家族への指導

- 口腔粘膜炎や味覚障害を起こしやすいがん治療薬(レジメン)を使用する患者および家族に対し、事前に口腔ケアや味覚障害への対処方法について、説明・指導する。
- 味覚障害が起こり、患者が「食べることへの苦痛」を感じているときには、食べたいときに食べること、食(栄養)にこだわらなくてよいことを事前に伝えておく。

投与中:観察

- 味覚障害の発現時期から、味覚の変化の程度、食欲不振や体重減少の状況、食事の工夫を行っているか、口腔内の衛生状態を観察する。
- 患者から聞き取りを行って、状況を把握することも大切である。
- 状況により、管理栄養士と連携し、食事指導などの対応を行う。

ケアのポイント

- 味覚障害を持つ患者の訴えは、多様で個人差がある。そのため、個々に合わせた介入が必要となる。
- 食事時間にこだわらず、1日に少量を数回に分けて、好きなタイミングで食事をする。

食事の工夫

❶味をはっきりさせる
- だしを効かせる。
- バターや牛乳、チーズなどでコクを出す。
- レモンやゆず、ソース、マヨネーズなどの酸味や食酢、ポン酢を利用する。
- スープや味噌汁など野菜のうま味を引き出す。
- ごま、梅肉、しょうがなどを利用し、味にアクセントをつける。
- 肉じゃが、シチュー、茶碗蒸しなど、人肌程度に冷ましても美味しく感じられるメニューを作る。

❷「まずく感じる味(金属味、苦味など)」を避ける
- 塩やしょうゆの利用を控える。
- だしや酢を利用する。
- 化学調味料の使用を控え、天然だしを利用する。
- 肉類で苦味を感じるときは、チーズやヨーグルト、アイスクリーム、牛乳などを摂る。
- 金属製食器の使用を避ける(木製やプラスチック製に変更する)。

❸喉ごしよく食べやすいメニューを選ぶ
- そうめん、お茶漬け、雑炊、豆腐や茶碗蒸し、ポタージュスープなどを選択する。
- 丼物(カレーライス、中華丼、親子丼、卵かけご飯など)を利用する。

❹亜鉛摂取を勧める
- 亜鉛を多く含む食材の摂取や栄養補助食品(濃厚流動食)の摂取を勧める。

亜鉛を多く含む食材(例)

●玄米	●そば	●牡蠣	●うなぎ
●肉類	●卵黄	●抹茶	●チーズ
●切干大根	●ナッツ類	など	

❺調理者への負担軽減
- 家族が患者の食事を作っている場合、まずは味つけなしで調理し、家族用と患者用に分けて味付けするとよい。

- 患者自身が味付けすることが望ましい。
- 患者が家族の食事も作っている場合は、誰かに味見をしてもらう、調理を代わってもらうなど、家族で協力していくことがストレス軽減につながる。

(妻木浩美)

〈文献〉
1. Davies AN, Epstein JB編著：がん口腔支持療法 多職種連携によるがん患者の口腔内管理．永末書店，京都，2017．
2. 日本がんサポーティブケア学会編：がん支持療法テキストブック サポーティブケアとサバイバーシップ．金原出版，東京，2022．

11 その他の症状

irAE ぶどう膜炎

【定義】免疫チェックポイント阻害薬により、眼球外壁のぶどう膜に炎症が起きるもの。臨床的には、眼内すべての炎症をぶどう膜炎と呼ぶ。
【リスクアセスメントスケール】CTCAE Ver.5（眼障害）
【参考ガイドライン】がん免疫療法ガイドライン第3版（日本臨床腫瘍学会）

発症機序

- ぶどう膜には血流が多い。眼に栄養を供給している一方で、炎症が起こりやすい部位でもある。ぶどう膜で炎症が起こると、周囲にも炎症が及ぶ。
- 免疫チェックポイント阻害薬によって引き起こされた過剰な免疫反応が原因で、血管炎や感染症などが生じてぶどう膜炎が生じるとされる。

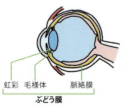

ぶどう膜（虹彩／毛様体／脈絡膜）

- ぶどう膜は、虹彩、毛様体、脈絡膜の総称
- 高齢患者などでは、症状が出現していても加齢によるものだと考え、副作用だと気づかないこともある

関連する主な抗がん薬

- **PD-1阻害薬**：ニボルマブ、ペムブロリズマブ、セミプリマブ
- **CTLA-4阻害薬**：イピリムマブ、トレメリムマブ
- **PD-L1阻害薬**：デュルバルマブ、アベルマブ、アテゾリズマブ

● 症状発現時期(めやす)

	投与開始	100日	200日	300日	400日
ぶどう膜炎	中央値は63.5日(13〜400日)				

- 発症時期中央値5週(範囲1〜72週)と多岐にわたる
- 免疫チェックポイント阻害薬単剤療法より併用療法のほうが高頻度との報告もある

● 緊急度の見きわめ(鑑別のポイント)

緊急対応が必要	滲出性網膜剥離の合併(まれ)、サルコイドーシス
重点的対応が必要	irAE(眼障害) 感染、Vogt-小柳-原田病、ベーチェット病など
慎重な対応が必要	—

● アセスメントと対応

Point

- 主な自覚症状(かすみがかかったように見える、虫が飛んでいるように見える、まぶしく感じる、見えにくい、充血するなど)の有無を確認することが大切である。
- 治療開始が遅れると、視力低下や失明が生じる恐れがあるため、症状が出現したらすみやかに医療者に伝えられるよう、投与前からセルフモニタリング指導を行う。

投与前

- 治療前の目の見え方を確認する。
- 日ごろから症状の変化に気をつけられるよう(セルフモニタリング)、患者日誌を使用することを勧める。
- 相談・受診のめやす・緊急時の連絡先を明確に伝える。

投与後

- 治療前より目の見えが悪くなっていないかを確認する。
- ぶどう膜炎が疑われる場合は、眼科コンサルトの準備をする。
- 日常生活に支障をきたす症状が出現したら、すみやかに連絡するよう伝える。
- ADL低下に対する生活支援が必要かどうか確認する。
- できるだけ早期に発見することが重要であることを説明し、症状をモニタリングするよう、患者・家族への指導を行う。

ケアのポイント（症状出現時）

- 重症度に沿った対応が必要となる[1]。
- ❶ **Grade1（無症状～軽度）**：ICIの投与継続
    - 眼科専門医と相談する。
    - 人工涙液を使用する。
- ❷ **Grade2（症状・中等度以上の視力低下あり）**：ICIの投与休止
    - ただちに眼科専門医と相談する。
    - ステロイド点眼薬、調節機能改善点眼薬を使用する。
- ❸ **Grade3（症状・顕著な視力低下あり）**：ICIの投与中止
    - ただちに眼科専門医と相談する。
    - ステロイド点眼薬、硝子体内ステロイド投与を行う。
    - ステロイド全身投与（プレドニゾロン1～2mg/kgまたはメチルプレドニゾロン0.8～1.6mg/kgなど）を行う。
        → 効果がみられない場合は免疫抑制薬治療を考慮する（保険適用外）。
- ❹ **Grade4（失明）**：ICIの投与中止
    - Grade3に準じたステロイド投与を行う。

（坂本節子）

〈文献〉
1. 日本臨床腫瘍学会編：がん免疫療法ガイドライン第3版．金原出版，東京，2023：100-102．
2. 峯村伸嘉：免疫関連有害事象irAEマネジメント．金芳堂，京都，2021：489-501．
3. MSDマニュアル プロフェッショナル版ホームページ：ぶどう膜炎の概要．https://www.msdmanuals.com/ja-jp/professional/（2025.1.30アクセス）．

その他の症状

性機能障害

【定義】性行為や生殖能力に影響を及ぼす障害の総称。

【アセスメントスケール】性的欲求低下：CTCAE Ver.5 (リビドー減退)、勃起障害：SHIM

【参考ガイドライン】小児・AYA世代がん患者等の妊孕性温存に関する診療ガイドライン（日本癌治療学会）

● 発症機序

- がん薬物療法による性機能障害には、以下の2つの機序がある。
  1. がん治療薬が精巣や卵巣へ直接的に作用し、精子形成や卵子形成に影響を及ぼすもの
  2. 内分泌療法によって精巣・卵巣機能の抑制・ホルモン産生が抑制された結果、性腺ホルモンの分泌が枯渇し、精子・卵子形成に影響を及ぼしたり、性的欲求の低下や勃起障害・腟乾燥などが生じたりするもの
- 皮膚障害や口内炎など、直接的に性機能に関連しない有害事象がストレスとなり、間接的に性機能障害が生じることもある。

● 関連する主ながん治療薬

- がん治療薬による性腺毒性については、米国臨床腫瘍学会（ASCO）の指針がある。

男性	● シクロホスファミド ● イホスファミド ● メルファラン ● ブスルファン ● プロカルバジン ● シスプラチン ● カルボプラチン ● アクチノマイシンD ● ホルモン療法薬　など
女性	● シクロホスファミド ● イホスファミド ● メルファラン ● ブスルファン ● プロカルバジン ● シスプラチン ● ベバシズマブ ● ホルモン療法薬　など

● 分子標的薬や免疫チェックポイント阻害薬については明らかになっていないものが多い。

● 症状発現時期（めやす）

	投与開始	1か月後
妊孕性の低下	多くは1か月以降 ―	
性行為に対する機能低下	明らかになっていないことが多い	

● 緊急度の見きわめ（鑑別のポイント）

緊急対応が必要	★性機能障害は、直接的に生命にかかわる症状ではないため、緊急度は低い
重点的対応が必要	★妊孕性が低下すると回復に時間を要したり回復しなかったりすることがあり、患者のQOLを低下させる一因となり得る
慎重な対応が必要	★治療前に情報提供を行い、患者・家族の想いを十分に傾聴し、必要時には生殖医療の専門家へつなぐことが重要

● アセスメントと対応

> **P o i n t**
> - 使用する薬剤が妊孕性に影響するリスクを考慮し、妊孕性温存を希望する場合には精子凍結、卵巣組織凍結、卵子凍結、胚(受精卵)凍結の方法があることを情報提供する。
> - 性に関する問題はデリケートであるため、患者のペースに合わせてケアを行う。

妊孕性の低下について

1. 投与前：意思決定の支援

- 子をもつことへの価値は、患者・家族によって異なる。患者や家族へ情報提供を行ったうえで、それぞれの想いに沿った意思決定支援を行う。
- 小児や若年の患者は「子をもつこと」をイメージできず、現実問題としてとらえにくい。患者がイメージできるよう、医療者や親がサポートする。
- 妊娠を目的に治療中断することもある。治療前に正しい情報提供を行い、患者ができる限り納得したうえでがん治療を進めていくことが重要である。
- 妊孕性温存を行った場合でも、将来の妊娠や出産を確約するものではないことに留意して情報提供を行う。

2. 投与中～投与後：適切な情報提供

- 妊孕性温存を行わないと意思決定した後、時間経過や環境の変化とともに将来像が変化し、後悔する患者もいる。温存を行わないと決めた理由や背景をふまえて患者ケアを行う。
- 妊孕性温存・温存後の生殖補助医療は自費診療のため、費用が高額となる。経済的負担が軽減できるよう、がん患者等妊孕性温存治療費助成事業の紹介を行う。
- 治療後に自然妊娠を望む場合、催奇形性などの問題がある。男性は「使用薬剤の半減期×5＋3か月」、女性は「使用薬剤の半減期×5＋6か月間」は避妊するように指導する。

性行為に関する機能障害について

1. 投与前：適切な情報提供
- 治療により性機能障害が発生する可能性があること、苦痛を伴う場合には相談対応できることを説明する。

2. 投与中～投与後：必要に応じた提案
- がん薬物療法が性生活に与える影響については、明らかにされていない部分が多い。
- 皮膚障害による接触痛など、直接的に性機能に影響しない症状によって性機能障害が起こることがある。その場合には、対症療法を行うことで改善する場合もある。
- 脱毛などのボディイメージの変化によるストレスで、性的欲求の低下や勃起障害が起こる場合がある。心理的ストレスを解消させることも重要である。
- 性交痛は、分泌物の減少や皮膚乾燥などによって起こる。腟潤滑剤やコンドームの使用によって改善する場合がある。
- 骨髄抑制中は、感染や出血のリスクがあるため、性交を避けたほうがよい。性交を行う場合には、コンドームの使用や、摩擦を避けるため潤滑剤の使用などを提案する。

3. パートナーへの支援
- 性機能障害はパートナーへの影響も大きく、パートナーの不安や苦悩も多い。
- パートナーへのサポートとともに、パートナーに協力してもらうことも重要となる。
- 性生活とは、単に腟挿入するだけではなく、手を握ったり、抱きしめたりするなど、互いのことを想い過ごす時間であることを十分に説明する。

● ケアのポイント

- 性の問題は非常にデリケートな問題で、羞恥心から「他者へ相談できない」と感じやすい。相談してもいいことを提示するとともに、患者が相談しやすい関係性を築けるよう、日ごろのコミュニケーションが重要となる。
- 年齢や性別を問わず、性の価値は個人差が大きい。「○○の患者さんだから、性機能障害は起こらない・苦痛に感じていない」と決

めつけず、広く相談の場を設けておくことが重要である。
- 性機能障害を問題ととらえていない患者もいる。そのような患者の場合、無理に状況を聞き出そうとすると、苦痛に感じることがあるため注意する。
- 性機能障害について話す際、患者は羞恥心から比喩的な表現を用いることが多く、問題を明確にとらえることが難しい。医療者は性機能障害を十分に理解し、相談に乗る準備をしておくことが重要である。
- 性の問題への介入は、PLISSITモデルなどを用いて段階的に行うとよい。

PLISSITモデル[1]の概要	
P：Permission （許諾）	●性に関する相談に応じる旨のメッセージを明確に患者に伝える ●患者にとって性的側面が重要でなかったり、その時点における優先順位が低かったりする場合には無理に性の話題をする必要はない
LI：Limited Information （基本的情報の提供）	●がんやがん治療によって起こりうる性的合併症や、それらへの対処方法について基本的情報を患者に伝える
SS：Specific Suggestions （個別的なアドバイス）	●患者のセックスヒストリーに基づき、より個別的な問題に対処する ●性的問題を引き起こす原因（性機能障害、ボディイメージの変化、パートナーとの人間関係など）を特定し、それらの問題への対応策を患者と共に検討する
IT：Intensive Therapy （集中的治療）	●患者の抱える性的問題の重症化/長期化、発病前から未解決の性的問題の存在などがある場合は、より専門のスタッフ（一般精神心理専門家・セックスカウンセラー）への紹介を考慮する

（佛願 彰太郎）

〈文献〉
1. Annon JS. The PLISSIT Model:A Proposed Conceptual Scheme for the Behavioral Treatment of Sexual Problems. *J Sex Educ Ther* 1976; 2(1): 1-15.
2. 日本がん・生殖医療学会監修:新版がん・生殖医療 妊孕性温存の診療. 医歯薬出版, 東京, 2020.
3. 日本癌治療学会編:小児, 思春期・若年がん患者の妊孕性温存に関する診療ガイドライン2017年版. 金原出版, 東京, 2017.

Memo

11 その他の症状

血管炎・血管外漏出（EV）

【定義】静脈内に投与されるべき薬剤が血管周囲の皮下組織などに漏れ出ること[1]。
【アセスメントスケール】CTCAE Ver.5（注入部位血管外漏出、注入部位反応）
【参考ガイドライン】がん薬物療法に伴う血管外漏出に関する合同ガイドライン2023年度版（日本がん看護学会、日本臨床腫瘍学会、日本臨床腫瘍薬学会）

● 発症機序

- 血管から漏出した薬液が、周囲の正常細胞に作用し、障害を引き起こす。

● 関連する主ながん治療薬

- がん治療薬は、血管外漏出の影響度によって、以下の3つに分類される。

壊死起因性抗がん薬（ベシカント薬）	● 発赤や腫脹、疼痛、水疱、潰瘍、びらんが生じる ● 壊死に至る可能性がある
炎症性抗がん薬（イリタント薬）	● 発赤などの炎症、疼痛が生じる ● 潰瘍が生じる可能性がある
非壊死起因性抗がん薬（非ベシカント薬）	● 組織が障害を受ける可能性は低い

参考 血管外漏出の影響度

壊死起因性抗がん薬（ベシカント薬）	● アクチノマイシンD ● エピルビシン ● ドキソルビシン ● ビノレルビン ● ビンデシン ● ブスルファン ● アムルビシン ● ドセタキセル ● ミトキサントロン ● イダルビシン ● ダウノルビシン ● トラベクテジン ● ビンクリスチン ● ビンブラスチン ● マイトマイシンC ● オキサリプラチン ● パクリタキセル ● ラニムスチン
炎症性抗がん薬（イリタント薬）	● イホスファミド　　● イリノテカン ● ノギテカン　　　　● カルボプラチン ● ゲムツズマブ オゾガマイシン ● ドキソルビシン（リポソーム製剤） ● ブレオマイシン ● シクロホスファミド ● フルオロウラシル アントラサイクリン系薬の後に投与されたシクロホスファミドが漏出した場合や、漏出が長時間・大量になった場合は、壊死起因性抗がん薬になりうる
非壊死起因性抗がん薬（非ベシカント薬）	● L-アスパラギナーゼ　● アフリベルセプト ● イノツズマブ オゾガマイシン ● カルフィルゾミブ　　● エリブリン ● クラドリビン　　　　● クロファラビン ● シタラビン　　　　　● チオテパ ● テムシロリムス　　　● ネララビン ● トラツズマブ エムタンシン ● フルダラビン　　　　● ペメトレキセド ● ブレンツキシマブ ベドチン ● ボルテゾミブ ● 各種モノクローナル抗体製剤 ● メトトレキサート

日本がん看護学会, 日本臨床腫瘍学会, 日本臨床腫瘍薬学会編：がん薬物療法に伴う血管外漏出に関する合同ガイドライン2023年版. 金原出版, 東京, 2023：28.より一部改変のうえ転載

● 症状発現時期(めやす)

	投与開始	数日	数週間
EV	急性(投与直後)	遅発性(数日~数週間後)	

● 緊急度の見きわめ(鑑別のポイント)

緊急対応が必要	血管外漏出による血管炎
重点的対応が必要	静脈炎、フレア反応
慎重な対応が必要	—

参考 血管外漏出と静脈炎・フレア反応の見きわめ

	血管外漏出	静脈炎	フレア反応
疼痛	○ 焼けつくような痛みやちくちくするような痛みを感じる	○	×
発赤	○	○ 紅斑や黒ずみ	○ 紅斑や線状痕
腫脹	○	○	×
血液の逆流	×	通常はあり	通常はあり
その他	潰瘍や壊死に至る可能性あり	—	蕁麻疹

Backler C, Kirms JM ed. Access Device Guidelines: Recommendations for Nursing Practice and Education (4th ed). Oncology Nursing Society, Pittsburgh, 2023.／NHS-England. Guidelines for the Management of Extravasation of a Systematic Anti-Cancer Therapy including Cytotoxic Agents. https://www.england.nhs.uk/midlands/wp-content/uploads/sites/46/2019/05/management-extravasation-of-a-systemic-anti-cancer-therapy-including-cytotoxic-agents.pdf(2025.1.30アクセス).

● アセスメントと対応

> **Point**
> - 予防が最も重要である。リスク因子を把握したうえで、投与経路やデバイスを選択する。
> - 患者や家族に対するセルフモニタリング指導も重要である。

投与開始前

1. 穿刺部位およびデバイスの選択
- 末梢静脈から投与する場合は、前腕の太く弾力のある血管を選択する。細く脆弱な血管、過去の治療などによって硬化した血管、可動性のある血管は避ける。
- 末梢静脈留置が困難な場合、長期持続投与が必要な場合、壊死起因性薬剤や炎症性薬剤を投与する場合は、中心静脈デバイス（CVC、CVポート、PICC）の使用が推奨される。

2. 患者教育
- 血管外漏出のリスクについて事前に説明する。
- 発赤や疼痛、腫脹など投与部位周囲に異常があれば、ただちに医療者へ報告するよう指導する。
- 帰宅後も、異常があれば病院に連絡してもらうよう伝える。

投与開始時～治療中
- 投与部位周囲の観察を行い、また患者の自覚症状も確認する。
- 自然滴下速度に変化がないかを確認する。

投与後
- 投与後も、投与部位周囲に異常がないか、経過観察する。

● ケアのポイント（発生時）

- 血管外漏出が疑われた場合、ただちに投与を中止し、抜針する。
- 冷罨法やステロイド外用薬の塗布、経過観察を行う。
- アントラサイクリン系薬による血管外漏出の場合、デクスラゾキサン（サビーン®）の投与を検討する。
- 皮膚の潰瘍や壊死が見られる場合には、専門家にコンサルテーションを行い、デブリードメントを検討する。

(井上真帆、矢ヶ崎香)

〈文献〉
1. 日本がん看護学会，日本臨床腫瘍学会，日本臨床腫瘍薬学会編：がん薬物療法に伴う血管外漏出に関する合同ガイドライン2023年版．金原出版，東京，2023．

irAEの全体像

Point

- 免疫チェックポイント阻害薬により出現する有害事象は、自己免疫疾患様の特有の免疫関連有害事象（irAE）と呼ばれ、従来の細胞障害性抗がん薬による副作用とはまったく異なる管理が必要である。
- 多種多様な形で出現し、ときに適切な対応がなされていない場合、対処が遅れた場合などにより致命的となることがある。

● irAEの特徴

- がん細胞は、免疫抑制細胞や免疫チェックポイント因子（CTLA-4、PD-1、PD-LIなど）と呼ばれる共抑制分子の働きから逃れることで、抗腫瘍免疫応答反応から逃避している。
- 免疫チェックポイント阻害薬は、免疫チェックポイント分子シグナルを阻害し、抗腫瘍免疫応答を再活性化させることで抗腫瘍効果を得る治療法である。自己抗原に対する末梢性免疫寛容の成立と、その破綻の結果として生じる自己免疫疾患の発症に深く関与しているため、自己免疫疾患、炎症性疾患様の副作用が発現することがある。これらの総称がirAEである。
- irAEは、皮膚、消化管、肝臓、肺、内分泌器官に比較的多く生じることが知られている。腎臓や神経、筋、眼などにも生じることが知られ、全身のどこにも生じうることが報告されている。

資料 irAEの全体像

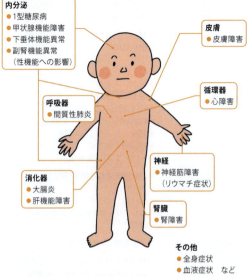

内分泌
- 1型糖尿病
- 甲状腺機能障害
- 下垂体機能異常
- 副腎機能異常
 （性機能への影響）

皮膚
- 皮膚障害

呼吸器
- 間質性肺炎

循環器
- 心障害

消化器
- 大腸炎
- 肝機能障害

神経
- 神経筋障害
 （リウマチ症状）

腎臓
- 腎障害

その他
- 全身症状
- 血液症状　など

● ICI開始前の注意事項

- 免疫チェックポイント阻害薬を投与した患者では、54〜76％で何らかのirAEが生じることが知られている[1]。
- 投与後1か月以内の発症が比較的多いといわれているが、投与開始から長期間が経過した患者でも発症し、その予測は一般的には難しい。
- 治療開始前に、想定される諸症状について、ベースとなる検査値データを確認しておくことが、irAE発症をすみやかに知ることにつながる。

開始前に推奨されるモニタリング項目

血液検査	● TP ● ALB ● D-BIL ● T-Bil ● UN（BUN）● UA ● γGTP ● CRE ● eGFR ● Na ● K ● Cl ● Ca ● IP ● Mg ● AST ● ALT ● ALP ● LD ● GLU ● CRP ● P-アミラーゼ ● HCVスクリーニング ● HIVスクリーニング ● HBs抗原 ● TSH ● FT3 ● FT4 ● CK ● CK-MB ● BNP ● トロポニンT定量評価
甲状腺機能に異常がある場合、もしくは甲状腺疾患（バセドウ病や橋本病）の既往がある場合	● 甲状腺関連自己抗体（TPOAb、TgAb、TRAb） ● HbA1c ● KL-6 ● ACTH ● コルチゾール（早朝測定が望ましい） ● 検尿
身体所見	● 胸部聴診（ラ音の聴取）
問診項目	● 糖尿病の既往の確認（2型糖尿病患者は投与前にGAD抗体検査を追加） ● 甲状腺疾患の既往および家族歴を確認 ● 排便回数
画像検査	● 胸部X線 ● 胸部CT
心電図	
同種造血幹細胞移植歴	
臓器移植歴	
免疫系皮膚疾患の既往がある場合	● 症状（皮疹、紅斑など）に応じて患部の体表面積と病変の種類をモニターし、写真で記録 ● 必要に応じて皮膚生検を実施

アセスメントスケール

- CTCAE ver.5

参考ガイドライン類

- がん免疫療法ガイドライン第3版(日本臨床腫瘍学会)
- 免疫チェックポイント阻害薬による免疫関連有害事象対策マニュアル2021(厚生労働省)

(米村雅人)

〈文献〉
1. Xu C, Chen Y, Du X, et al. Comparative safety of immune checkpoint inhibitors in cancer: systematic review and network meta-analysis. *BMJ* 2018; 363: k4226.

資料

ステロイド外用剤の種類

> **Point**
> - 皮膚障害に対して、ステロイド軟膏を用いる際には、症状の重症度に応じた製剤を使用することが必要となる。
> - ステロイドの強さによる分類を理解し、適切な種類の製剤を選択することが大切。

● strongest（ストロンゲスト）…最も強い

一般名	商品名
クロベタゾールプロピオン酸エステル	デルモベート®
ジフロラゾン酢酸エステル	ダイアコート®

● very strong（ベリーストロング）…非常に強い

一般名	商品名
モメタゾンフランカルボン酸エステル	フルメタ®
ベタメタゾン酪酸エステルプロピオン酸エステル	アンテベート®
フルオシノニド	トプシム®
ベタメタゾンジプロピオン酸エステル	リンデロンDP®
ジフルプレドナート	マイザー®
アムシノニド	ビスダーム®
ジフルコルトロン吉草酸エステル	テクスメテン®、ネリゾナ®

0.1%　酪酸プロピオン酸ヒドロコルチゾン	パンデル®

● strong（ストロング）…強い

一般名	商品名
デプロドンプロピオン酸エステル	エクラー®
デキサメタゾンプロピオン酸エステル	メサデルム®
デキサメタゾン吉草酸エステル	ボアラ®、ザルックス®
ベタメタゾン吉草酸エステル	ベトネベート®、リンデロンV®
フルオシノロンアセトニド	フルコート®

● medium（ミディアム）…普通

一般名	商品名
プレドニゾロン吉草酸エステル酢酸エステル	リドメックス®
トリアムシノロンアセトニド	レダコート®
アルクロメタゾンプロピオン酸エステル	アルメタ®
クロベタゾン酪酸エステル	キンダベート®
ヒドロコルチゾン酪酸エステル	ロコイド®
デキサメタゾン	グリメサゾン®、オイラゾン®

● weak（ウィーク）…弱い

一般名	商品名
プレドニゾロン	プレドニゾロン®

(小野寺恵子)

〈文献〉
1. アトピー性皮膚炎診療ガイドライン策定委員会：アトピー性皮膚炎診療ガイドライン 2024：日皮会誌2024；134：2762.

がん治療薬の分類

細胞障害性抗がん薬		
アルキル化薬	マスタード類	● イホスファミド　● シクロホスファミド ● ブスルファン　● ベンダムスチン ● メルファラン
	ニトロソウレア類	● カルムスチン　● ストレプトゾシン ● ニムスチン　● ラニムスチン
	その他	● ダカルバジン　● チオテパ ● テモゾロミド　● トラベクテジン ● プロカルバジン
代謝拮抗薬	葉酸代謝拮抗薬	● アザシチジン　● プララトレキサート ● ペメトレキセド　● メトトレキサート
	ピリミジン拮抗薬	● カペシタビン　● ゲムシタビン ● シタラビン ● シタラビン オクホスファート ● テガフール・ウラシル ● テガフール・ギメラシル・オテラシル ● フルオロウラシル
	プリン拮抗薬	● クラドリビン　● クロファラビン ● ネララビン　● フルダラビン ● メルカプトプリン
	その他	● トリフルリジン・チピラシル ● ヒドロキシカルバミド ● L-アスパラギナーゼ
抗がん性生物質	アントラサイクリン系	● アクラルビシン　● アムルビシン ● イダルビシン　● エピルビシン ● ダウノルビシン　● ドキソルビシン ● ドキソルビシン リポソーム ● ミトキサントロン
	その他	● アクチノマイシンD　● ブレオマイシン ● ペプロマイシン　● マイトマイシンC

微小管阻害薬	ビンカアルカロイド系	●ビノレルビン　●ビンクリスチン ●ビンデシン　●ビンブラスチン
	タキサン系	●カバジタキセル　●ドセタキセル ●パクリタキセル ●パクリタキセル(アルブミン懸濁型)
	その他	●エリブリン
白金製剤		●オキサリプラチン　●カルボプラチン ●シスプラチン　●ネダプラチン ●ミリプラチン
トポイソメラーゼ阻害薬		●イリノテカン　●イリノテカン リポソーム ●エトポシド　●ノギテカン
分子標的薬（本文中に記載のあるものを中心に記載）		
抗体療法薬（モノクローナル抗体）	抗HER2抗体	●トラスツズマブ　●ペルツズマブ ●トラスツズマブ エムタンシン ●トラスツズマブ デルクステカン
	抗VEGF抗体	●ベバシズマブ
	抗VEGFR抗体	●ラムシルマブ
	抗EGFR抗体	●セツキシマブ　●ネシツムマブ ●パニツムマブ
	抗CD20抗体	●オビヌツズマブ　●リツキシマブ
	その他	●アミバンタマブ　●アレムツズマブ ●イサツキシマブ　●エロツズマブ ●イノツズマブ オゾガマイシン ●エンホルツマブ ベドチン ●ダラツムマブ　●モガムリズマブ ●ゲムツズマブ オゾガマイシン ●サシツムマブ ゴビテカン　●デノスマブ ●ゾルベツキシマブ　●ブリナツモマブ ●ブレンツキシマブ ベドチン
低分子化合物	プロテアソーム阻害薬	●イキサゾミブ　●カルフィルゾミブ ●ボルテゾミブ

低分子化合物（つづき）	チロシンキナーゼ阻害薬（EGFR阻害薬に分類されるものは青字で表記）	●アキシチニブ　●アファチニブ ●アレクチニブ　●イマチニブ ●クリゾチニブ　●エヌトレクチニブ ●エルロチニブ　●オシメルチニブ ●ゲフィチニブ　●セリチニブ ●ダコミチニブ　●ダサチニブ ●ニンテダニブ　●ニロチニブ ●バンデタニブ　●ブリグチニブ ●フルキンチニブ　●ポナチニブ ●ラパチニブ　●ロルラチニブ
	マルチキナーゼ阻害薬	●カボザンチニブ　●スニチニブ ●ソラフェニブ　●パゾパニブ ●レゴラフェニブ　●レンバチニブ
	BRAF阻害薬	●エンコラフェニブ　●ダブラフェニブ ●ベムラフェニブ
	MEK阻害薬	●トラメチニブ　●ビニメチニブ
	mTOR阻害薬	●エベロリムス　●テムシロリムス
	CDK4/6阻害薬	●アベマシクリブ　●パルボシクリブ
	PARP阻害薬	●オラパリブ　●ニラパリブ
	その他	●アカラブルチニブ ●イブルチニブ　●カプマチニブ ●キザルチニブ　●ギルテリチニブ ●タゼメトスタット　●チラブルチニブ ●テポチニブ　●ベネトクラクス
その他		●アフリベルセプト ベータ
免疫チェックポイント阻害薬		
PD-1阻害薬		●セミプリマブ　●ニボルマブ ●ペムブロリズマブ
PD-L1阻害薬		●アテゾリズマブ　●アベルマブ ●デュルバルマブ
CTLA-4阻害薬		●イピリムマブ　●トレメリマブ
その他		
サリドマイド関連薬		●サリドマイド　●レナリドミド
生物学的応答調節薬		●インターフェロン

がん治療薬の主な略号

A

ACNU　ニムスチン

ACR　アクラルビシン

ACT-D　アクチノマイシンD

AFL　アフリベルセプト

Am80　タミバロテン

AMR　アムルビシン

ANA
ANZ　アナストロゾール

APA　アパルタミド

Ara-C　シタラビン

Ara-G　ネララビン

ATO　三酸化二ヒ素

ATRA　トレチノイン

ATZ　アテゾリズマブ

AVE　アベルマブ

AZA　アザシチジン

B

B
Benda　ベンダムスチン

BCNU　カルムスチン

BCT　ビカルタミド

BLM　ブレオマイシン

BOR　ボルテゾミブ

BU
BUS　ブスルファン

BV　ブレンツキシマブ ベドチン

BV
Bmab　ベバシズマブ

C

CAB
CAZ　カバジタキセル

Cap
CAP　カペシタビン

CBDCA　カルボプラチン

CDDP　シスプラチン

Cmab　セツキシマブ

CPA
CY　シクロホスファミド
CPM

CPT-11　イリノテカン

D

Dara　ダラツムマブ

DCF　ペントスタチン

DEX　デキサメタゾン

DMAb　デノスマブ

227

DNR	ダウノルビシン
DTIC	ダカルバジン
DTX DOC	ドセタキセル
Dur	デュルバルマブ
DXR (ADR、ADM)	ドキソルビシン

E

EP EMP	エストラムスチン
EPI	エピルビシン
ERI HAL	エリブリン
EXE	エキセメスタン
EZ	エンザルタミド

F

FLU	フルダラビン
FLU	フルタミド
FT TGF	テガフール
FTD・TPI TAS102	トリフルリジン・チピラシル
FUL	フルベストラント

G

GEM	ゲムシタビン
GO	ゲムツズマブ オゾガマイシン

H

HU	ヒドロキシカルバミド

I

IDR	イダルビシン
IFM	イホスファミド
IFN	インターフェロン
IL	インターロイキン
IO INO	イノツズマブ オゾガマイシン
Ipi	イピリムマブ

L

L-ASP	L-アスパラギナーゼ
LEN	レナリドミド
LET、LTZ	レトロゾール
LEU	リュープロレリン
/-LV	レボホリナート
L-OHP	オキサリプラチン
L-PAM	メルファラン
LV	ホリナート

M

- **MCNU** ラニムスチン
- **MIT** ミトキサントロン
- **MMC** マイトマイシンC
- **Moga** モガムリズマブ
- **MPA** メドロキシプロゲステロン
- **MTX** メトトレキサート

N

- **nab-PTX** パクリタキセルアルブミン懸濁型
- **nal-IRI** イリノテカン リポゾーム
- **NDP** ネダプラチン
- **NGT** ノギテカン
- **NIV / Nivo** ニボルマブ

P

- **PCZ** プロカルバジン
- **PEM** ペメトレキセド
- **PEP** ペプロマイシン
- **PER** ペルツズマブ
- **PLD** ドキソルビシン リポソーム
- **Pmab** パニツムマブ
- **Pola** ポラツズマブ ベドチン
- **POM** ポマリドミド
- **PTX / PAC** パクリタキセル

R

- **RAM** ラムシルマブ
- **REG** レゴラフェニブ
- **RTX / RIT** リツキシマブ

S

- **S-1** テガフール・ギメラシル・オテラシル
- **SPAC** シタラビン オクホスファート

T

- **TAM** タモキシフェン
- **T-DM1** トラスツズマブ エムタンシン
- **T-DXd** トラスツズマブ デルクステカン
- **Thai / THAL** サリドマイド
- **THP** ピラルビシン
- **Tmab / HCN / HER** トラスツズマブ

TML / Tem	テムシロリムス
TMZ	テモゾロミド
TOR	トレミフェン
TRA	トラベクテジン
TT	チオテパ

U

UFT	テガフール・ウラシル

V

VCR	ビンクリスチン
VDS	ビンデシン
VLB / VBL	ビンブラスチン
VNR	ビノレルビン
VP-16	エトポシド

Z

ZOL	ゴセレリン

その他

2-CdA	クラドリビン
5-FU	フルオロウラシル
6-MP	メルカプトプリン

ABBREVIATIONS

本書に出てくる略語

略語	フルスペル	和訳
A		
ACTH	adrenocorticotropic hormone	副腎皮質刺激ホルモン
AED	automated external defibrillator	自動体外除細動器
AIN	acute tubulointerstitial nephritis	急性尿細管間質性腎炎
ASCO	American Society of Clinical Oncology	米国臨床腫瘍学会
AYA	adolescent&young adult	思春期・若年成人
B		
BAL	bronchoalveolar lavage	気管支肺胞洗浄
C		
CAS-CIPN	The comprehensive assessment scale for chemotherapy-induced peripheral neuropathy in survivors of cancer	がんサバイバーの化学療法に関連する末梢神経障害の包括的評価尺度
CICI	chemotherapy induced cognitive impairment	がん薬物療法に伴う認知機能障害
CINV	chemotherapy-induced nausea and vomiting	抗がん薬による悪心・嘔吐
CIPN	chemotherapy-induced peripheral neuropathy	化学療法誘発性末梢神経障害
CISNE	clinical index of stable febrile neutropenia	固形腫瘍における発熱性好中球減少症のリスク評価
CKD	chronic kidney disease	慢性腎臓病
COG	Children's Oncology Group	米国小児腫瘍グループ

● 抗がん薬の略号は、p.227参照

略語	フルスペル	和訳
COPD	chronic obstructive pulmonary disease	慢性閉塞性肺疾患
COVID-19	coronavirus disease 2019	新型コロナウイルス感染症
CRCI	Cancer related cognitive impairment	がん患者に認められる認知機能障害
CRF	cancer-related fatigue	がん関連倦怠感
CRP	C-reactive protein	反応性タンパク
CRS	cardiotoxicity risk score	心毒性のリスクスコア
CTCAE	common terminology criteria for adverse events	有害事象共通用語規準
CTLA-4	cytotoxic T-lymphocyte-associated protein 4	細胞傷害性Tリンパ球抗原-4
CTLS	clinical TLS	ただちに積極的な治療介入が必要なTLS（腫瘍崩壊症候群）
CTZ	chemoreceptor trigger zone	化学受容器引き金帯
CVポート	central venous access port device	皮下埋め込み型中心静脈アクセスポート
CVC	central venous catheter	中心静脈カテーテル

D

略語	フルスペル	和訳
DIC	Disseminated intravascular coagulation syndrome	播種性血管内凝固症候群
DLST	drug-induced lymphocyte stimulation test	薬剤誘発性リンパ球刺激試験
DNA	deoxyribonucleic acid	デオキシリボ核酸
DOAC	direct oral anticoagulant	直接作用型経口抗凝固薬
DVT	deep venous thrombosis	深部静脈血栓症

E

略語	フルスペル	和訳
EAPC	European Association for Palliative Care	欧州緩和ケア学会

略語	フルスペル	和訳
EGFR	epidermal growth factor receptor	上皮成長因子受容体
eGFR	estimated glomerular filtration rate	推定糸球体濾過量
EOCC	European Oral Care in Cancer Group	欧州がん患者の口腔ケア専門家多職種グループ
EV	extravasation	血管炎・血管外漏出

F

略語	フルスペル	和訳
FACT-Cog	functional assessment of cancer therapy-cognitive function	がん治療に関連した認知機能障害の評価尺度
FN	febrile neutropenia	発熱性好中球減少症

G

略語	フルスペル	和訳
G-CSF	granulocyte colony stimulating factor	顆粒球コロニー形成刺激因子
GVHD	graft-versus-host disease	移植片対宿主病

H

略語	フルスペル	和訳
Hb	hemoglobin	ヘモグロビン
HBV	hepatitis B virus	B型肝炎ウイルス
HLA	human leukocyte antigen	ヒト白血球抗原
HRCT	high-resolution computed tomography	高分解能CT(コンピュータ断層撮影)

I

略語	フルスペル	和訳
ICI	immune checkpoint inhibitor	免疫チェックポイント阻害薬
IgE	immunoglobulin E	免疫グロブリンE
irAE	immune-related adverse events	免疫関連有害事象
ITP	idiopathic trombocytepic purpura	特発性血小板減少性紫斑病

略語	フルスペル	和訳
L		
LDH	lactic acid dehydrogenase	乳酸脱水素酵素
LLN	lower limits of normal	(検査値の)正常下限
LTLS	laboratory TLS	臨床検査値異常に基づくTLS(腫瘍崩壊症候群)
LVEF	left ventricular ejection fraction	左室駆出率
M		
MASCC	Multinational Association for Supportive Care in Cancer	国際がんサポーティブケア学会
MMSE	mini-mental state examination	ミニメンタルステート検査
MoCA	Montreal Cognitive Assessment	モントリオール認知検査
mTOR	mammalian target of rapamycin	ラパマイシン標的タンパク質
N		
NCCN	National Comprehensive Cancer Network	全米総合がんセンターネットワーク
NK_1	neurokinin-1	ニューロキニン-1
NSAIDs	non-steroidal anti-inflammatory drugs	非ステロイド性抗炎症薬
P		
PD-1	programmed cell death-1	抑制性の免疫補助受容体
PD-L1	programmed death-ligand-1	PD-1のリガンド(免疫チェックポイント分子)
PICC	peripherally inserted central venous catheter	末梢挿入型中心静脈カテーテル
PNQ	patient neurotoxicity questionnaire	患者用末梢神経障害質問票

略語	フルスペル	和訳
PPI	proton pump inhibitor	プロトンポンプ阻害薬
PRO-CTCAE	patient-reported outcome-CTCAE	患者報告アウトカムCTCAE（有害事象共通用語規準）
PS	performance status	パフォーマンスステータス
PTE	pulmonary thromboembolism	肺血栓塞栓症

S

略語	フルスペル	和訳
SIRS	systemic inflammatory response syndrome	全身性炎症反応症候群
SJS	Stevens-Johnson syndrome	スティーブンス・ジョンソン症候群、皮膚粘膜眼症候群
SOFA	sequential organ failure assessment	臓器障害のスコアリングシステム

T

略語	フルスペル	和訳
TBLB	transbronchial lung biopsy	経気管支肺生検
TEN	toxic epidermal necrolysis	中毒性表皮壊死症
TLS	tumor lysis syndrome	腫瘍崩壊症候群
TMA	thrombotic microangiopathy	血栓性微少血管障害症

V

略語	フルスペル	和訳
VEGF	vascular endothelial growth factor	血管内皮増殖因子
VEGFR	vascular endothelial growth factor receptor	血管内皮細胞増殖因子受容体

索引

和文

あ

亜鉛欠乏 199
悪液質 196
悪性腹水 87
悪性リンパ腫 25
アセトアミノフェン 172
アトロピン 97
アナフィラキシー 155
アピアランス 69, 74
アピキサバン 145
アビラテロン 139
アプレピタント 87
アルコール過敏 156
アルプラゾラム 89
アレルギー 37, 41, 60, 114, 155
アロプリノール 109

い

易感染 24, 43, 154
息切れ 152, 153, 187
意識障害 139, 155, 180, 190
易疲労感 187
イリタント薬 213
インターフェロン 196
咽頭痛 153, 158, 163, 180
咽頭浮腫 156
インフュージョンリアクション 162
インフリキシマブ 105

う・え

ウイルス感染 111
うっ血性心不全 147
運動障害 172
壊死起因性抗がん薬 213
エドキサバン 145
嚥下困難 172
炎症性抗がん薬 213
塩類下剤 100

お

黄疸 127
嘔吐 44, 82, 85, 95, 99, 163
悪寒 44, 78, 153, 156

悪心・嘔吐 85, 107, 127, 139, 145, 153, 156, 163, 180
オピオイド 100
オランザピン 87
オンコロジックエマージェンシー 86

か

咳嗽 44, 153, 156
核酸アナログ 123
下肢静脈血栓症 145
下垂体・副腎機能異常 189
下垂体腫瘍 191
下腿浮腫 145, 153
喀血 39
過敏症 155, 162
がん悪液質 114
肝炎 122
感覚障害 145, 172
肝機能障害 125, 196, 201
緩下薬 100, 103
カンジダ性口内炎 80, 199
カンジダ性爪囲炎 72
間質性腎炎 116
間質性肺炎 134, 148
乾性咳嗽 132, 136
がん性髄膜炎 176
がん性腹膜炎 87
がん性リンパ管症 131, 135, 148
関節炎 153, 170, 172
関節痛 32, 172
感染症 24, 31, 43, 114, 119, 122, 185, 204
カンゾウ含有製剤 139
眼底出血 39
眼内炎 44
肝不全 114

き

気管支けいれん 156
気胸 131, 135, 143
気道閉塞 131, 135, 148, 156
急性肝不全 122
急性骨髄性白血病 106
急性腎障害 107, 109, 116
急性大動脈解離 143
急性リンパ性白血病 25, 106

●原因薬剤については、p.10参照

胸痛 139, 143, 145, 148, 156
胸膜炎 143
虚血性心疾患 143, 148
筋炎 126, 170
筋力低下 172, 187

く
くも膜下出血 139
グラニセトロン 87
クラブラン酸・アモキシシリン 29

け
鶏眼 57
頸静脈怒張 153
頸部前屈困難 44
傾眠 90, 107, 169, 171
けいれん 95, 107, 109, 156, 171
下血 103
血圧低下 155, 156, 163, 187
血管炎 204, 213
血管外漏出 213
血小板減少 38
血栓塞栓症 126, 142
血糖異常 105, 180
血尿 39, 111, 118
血便 95
結膜炎 44
結膜充血 156
ケトアシドーシス 180
解熱鎮痛薬 159, 164
ケモブレイン 175
下痢 44, 94, 107, 153, 156, 159, 185
幻覚 171
倦怠感 35, 107, 127, 131, 135, 152, 156, 189, 190, 191, 195
原発性副腎皮質機能低下症 189

こ
降圧薬 141
口渇 180
高カルシウム血症 87, 99, 106
交感神経症状 185
抗菌薬 27, 31, 81, 103
口腔乾燥 80, 83
口腔粘膜炎 79, 199
高血圧 107, 138, 146
──クリーゼ 139
抗血栓薬 40

高血糖 28, 87, 119, 154, 180
膠原病 167, 171
構語障害 145
甲状腺機能低下症 184
甲状腺クリーゼ 185
甲状腺疾患 114
甲状腺中毒症 184
抗精神病薬 148
好中球減少 30, 40, 43
口内炎 27, 44, 207
高ナトリウム血症 114
高尿酸血症 106
抗ヒスタミン薬 37, 41, 159, 164
硬便 100
高リン血症 106
誤嚥性肺炎 131, 135
呼吸困難 35, 44, 145, 148, 150, 156, 163, 172
骨修飾薬 81
骨随異形成症候群 25
骨髄抑制 24, 30, 34, 38, 43, 80, 103, 210
骨痛 32
骨軟部腫瘍 25
コリン作用 94, 103

さ
催吐性リスク 85
細胞障害性抗がん薬 30, 35, 44, 50, 79, 95, 121, 130, 200
左室機能不全 151
嗄声 156, 163
ざ瘡様皮疹 59
サルコイドーシス 205
酸化マグネシウム 97
残尿感 44

し
色素脱失・色素沈着 67
止血困難 39
四肢振戦 187
四肢の脱力 145
歯周炎 81
支持療法 117, 169, 196
歯性感染症 80
失見当識 171
失神 145
失明 205

歯肉出血 39
しびれ 82, 143, 173
シプロキサシン 31
シプロフロキサシン 29
耳鳴 35, 44
重症筋無力症 170
重症薬疹 60
出血 210
　　——傾向 39
　　——性膀胱炎 110
腫瘍崩壊症候群 106, 117
消化管出血 39, 154
上気道炎 44
小細胞肺がん 25
上大静脈症候群 143, 148
上腹部痛 180
静脈炎 215
静脈瘤 114
褥瘡 51
食欲不振 35, 95, 99, 127, 153, 201
ショック肝 126
徐脈 153, 158, 163, 187, 190
視力障害 139, 145, 190, 205
耳漏 44
心外膜炎 151
腎機能障害 107, 196
心筋炎 126, 147, 151
心筋梗塞 143
心筋症 147
神経・筋障害 167, 170
神経因性膀胱 117
神経症症状 107
侵襲性アスペルギルス症 33
心雑音 35
心障害 146, 151
腎障害 116, 139
振戦 171
心タンポナーデ 148
心停止 158, 163
心嚢炎 147
深部静脈血栓症 142
心不全 114, 131, 135, 143, 148
心房細動 153, 185
蕁麻疹 156, 163

す
膵炎 87
水腎症 117

髄膜炎 44, 176
睡眠障害 35
頭蓋内圧亢進 87
頭痛 35, 44, 78, 139, 145, 153, 156, 163, 171, 189, 190, 191
スティーヴンス・ジョンソン症候群 64
ステロイド 81, 105, 119, 127, 137, 143, 172, 192
　　——外用薬 53, 61, 65, 217
　　——パルス療法 154, 172

せ
性機能障害 207
精神症状 105
精巣腫瘍 25
制吐薬 87, 100, 148
咳 145, 163
脊髄圧迫 167, 171
脊髄損傷 143
セフェピム 29
セロトニン拮抗薬 100
全身倦怠感 180
喘息 159
選択的NK₁受容体拮抗薬 100
前庭機能障害 87
センノシド 100
喘鳴 44, 156, 163
せん妄 176
前立腺がん 25

そ
爪囲炎 59, 71
造血器腫瘍 106
続発性骨粗鬆症 119
続発性副腎皮質機能低下症 189

た
タール便 95
体重減少 95, 185, 201
体重増加 150, 187, 201
大腸炎 96, 102
タゾバクタム・ピペラシリン 29
脱水 25, 93, 96, 99, 103, 104, 107
脱毛 63, 75, 187, 210
脱力感 107, 191
多尿・多飲 180
多発神経根炎 170, 172
タンパク尿 118

タンパク漏出性胃腸症 114
ダンピング症候群 103

ち

チアノーゼ 35, 145, 156, 163
致死的不整脈 107, 152
中毒性表皮壊死症 64
腸管粘膜障害 94, 103
腸間膜静脈血栓症 143
腸閉塞 87, 99
チロシンキナーゼ阻害薬 71, 142
鎮痛薬 32, 83

つ・て

爪障害 71
手足症候群 55
低アルブミン血症 51, 56, 114
低栄養 114
低カルシウム血症 106
低血圧 107, 153, 156, 190
低血糖 87
低ナトリウム血症 87
低マグネシウム血症 87
デキサメタゾン 87, 114, 142
デクスラゾキサン 217
テタニー 109
デュロキセチン 169
電解質異常 87, 107
転倒 37, 40, 41, 90, 169

と

動悸 35, 148, 152, 156, 187
糖尿病 88, 127, 149, 167, 171
頭皮冷却法 77
動脈血栓塞栓症 143
努責 40
トルソー症候群 143, 176

な・に

内分泌障害 178, 196
ナルデメジン 101
二次感染 54, 59, 72
乳がん 25
ニューモシスチス感染症 47
尿意促迫 111
尿毒症 87, 167, 171
尿量減少 107, 118
尿路感染 26, 44, 117

認知機能障害 175
妊孕性の低下 208

ね・の

眠気 163
粘液水腫性昏睡 187
粘液便 103
捻髪音 132
脳炎 173
脳血管障害 141, 143
脳梗塞 139, 143
脳出血 139
脳腫瘍 191
脳内出血 39
膿胸 118

は

バーキットリンパ腫 107
肺炎 44, 148
肺がん 143
敗血症 25, 192
肺塞栓・肺血栓 131, 135, 148
肺水腫 131, 135
排尿困難 111, 118
背部痛 139, 156
廃用症候群 51, 56
白質脳症 176
白斑 63, 67
バセドウ病 184
発汗 156, 187
白血球減少 95
発熱 24, 31, 40, 95, 105, 118, 127, 131, 135, 152, 156, 171, 180
——性好中球減少症 24, 31
パニック発作 135
パロノセトロン 87

ひ

非壊死起因性抗がん薬 213
皮下出血 39
ピコスルファート 100
鼻汁 44
鼻出血 39
非小細胞肺がん 25, 135
皮疹 63, 118, 119
ビスホスホネート系薬剤 81
ビタミンB_1欠乏 167, 171
ヒドロコルチゾン 192

皮膚乾燥　59, 187, 210
皮膚障害　58, 63, 77, 114, 207, 210
鼻閉　44, 156
非ベシカント薬　213
表在静脈怒張　145
日和見感染症　119, 137
貧血　34, 35, 40, 131, 135
頻尿　44, 111
頻脈　35, 145, 153, 156, 163, 185

ふ

フェブキソスタット　109
不穏　156
副腎クリーゼ　191
副腎皮質機能障害　196
副腎皮質ステロイド　37, 41, 121, 159, 164
腹痛　44, 99, 156, 163, 191
副鼻腔炎　44
浮腫　51, 56, 107, 113, 119, 156, 201
不整脈　107, 145, 147, 148, 156, 163
ぶどう膜炎　204
不眠　105, 154, 176
ふらつき　90
フレア反応　215
プレガバリン　169
プレドニゾロン　113, 118, 172, 206

へ

β遮断薬　187
ベーチェット病　205
ペグフィルグラスチム　33
ベシカント薬　213
便失禁　158, 163
扁桃炎　44
便秘　35, 90, 98, 187

ほ

蜂窩織炎　51, 72
膀胱がん　25
膀胱刺激症状　112
膀胱直腸障害　159
傍腫瘍性神経症候群　167, 171
歩行失調　171
ホスアプレピタント　87
発疹　44, 63, 156
ホルモン療法薬　142, 207

ま・み・む

マグネシウム製剤　100
マスタード類　110
末梢神経障害　98, 166, 171, 199
マルチキナーゼ阻害薬　55, 67, 147
慢性静脈不全症　114
慢性心不全　148
慢性便秘　100
味覚障害　141, 197
ミロガバリン　169
無菌性髄膜炎　170
胸やけ　89

め・も

メスナ　112
メチルプレドニゾロン　154, 206
めまい　35, 37, 139, 145, 156, 169
メロペネム　29
免疫抑制薬　206

や・ゆ・よ

薬剤性間質性肺炎　130
薬剤性関連顎骨壊死　80
抑うつ　107, 139, 154, 176

ら・り

ラスブリカーゼ　109
卵巣がん　25
リウマチ性多発筋痛症　170
利尿薬投与　108
リバーロキサバン　145
リンパ浮腫　114

れ・ろ

冷罨法　217
冷汗　145
冷却療法　73, 168
レボチロキシン　192
レボフロキサシン　31
レボホリナート　160
ロペラミド　96
ロラゼパム　89

欧文その他

CICI　175
CINV　85
CIPN　166